爸媽真的失智了嗎？

In the Shoes of Our Elders

臨床心理師從上萬名個案身上看見的45個診間故事

臨床心理師
黃耀庭 著

目次

〔推薦序〕看似失智症的症狀底下，都藏著長輩的愛／朱為民（台中榮總老年醫學、安寧緩和主治醫師） 007

〔自序〕每一個問題行為都是一個溝通的機會 011

／第一篇／心理因素 021

01 為什麼她總是學不會？
——缺乏動機 022

02 為什麼老是回答「忘記了」？
——認為自己不會的習慣性思考 030

03 為什麼總是等我做？是他不會，還是我太會？
——被寵壞的爸媽 036

04 他只說過去的事，腦子裡只剩過去嗎？
——愛炫耀的個性 042

05 怎麼會少算一個孩子？
——生命史的影響 050

06 明明已經搬過來了，為什麼她還認為自己一個人住？
——博取他人同情 057
07 為什麼他五分鐘前做的也否認？
——自尊問題 061
08 為什麼外勞講的話婆婆都不配合？
——面對不同的人有不一樣的反應 065
09 為什麼明明很危險，還堅持要騎車？
——只做自己想做的 069
10 在醫院的表現怎麼和家裡差這麼多？
——相信權威（另類白袍症候群） 076
11 他怎麼都忘記吃藥？1
——自我感覺良好，不覺得自己需要吃藥 081
12 她怎麼都忘記吃藥？2
——沒有更新舊的觀念 086
13 她怎麼都忘記吃藥？3
——強勢性格，挑想吃的藥吃 092
14 他怎麼都忘記自己吃過藥了？
——焦慮性格，以為多吃好得快 096

15 她竟然把東西煮燒焦了？
——熟不熟練的問題 101
16 她整天看電視，卻說不出電視在演什麼
——電視只是有聲的陪伴者 106
17 為什麼她總是認錯孫子？
——偏心、重男輕女 111
18 為什麼他總是叫錯人名？
——習慣問題 117
19 為什麼媽媽總是重複說過去的事？
——因為心受傷了 122
20 為什麼她總是說我不會、我不行、我記不住？
——習得的無助感 126
21 為什麼同樣的問題才剛回答完，她又一問再問？
——因為太在乎 132
22 為什麼媽媽一直問什麼時候回診，不是講過了嗎？
——記不住細節 138
23 為什麼公公變得健忘而且沒反應
——憂鬱影響大 143

24 為什麼上週末才回去，媽媽卻說我好久沒回家了？
——情緒勒索 151
25 媽媽怎麼會把鑰匙冰進冰箱裡？
——急躁性格 158
26 他／她的行為怎麼變得這麼怪異？
——壓力的影響 165

／第二篇／ 睡眠因素 173

27 阿爸怎麼開始胡言亂語？
——意識不清的喚醒 174
28 阿嬤怎麼頻頻看到鬼?!
——睡前幻覺和睡醒幻覺 182
29 爸媽為什麼說些莫須有的事？
——夢魘 188
30 爸爸的衛鑑結果怎麼這麼差？
——睡眠的影響 192

/第三篇/

衡鑑測驗

199

31 簡式智能評估的小祕密 200

32 臨床失智量表的誤區 211

33 神經精神評估量表的誤區 221

34 老人憂鬱量表 227

/第四篇/

照顧長輩的不疲倦心法

233

35 出國吧！我親愛的家人——早期和晚期都是好時機 234

36 一朝被蛇咬，十年怕草繩——症狀是常態還是特例，處理方法不一樣 244

37 除了告訴醫生長輩病情「時好時壞」，還能說什麼？——觀察老人行為的重點 249

38 觀察做事的品質——了解疾病的嚴重程度 258

39 照顧同心圓——共體時艱，盡己之力 263
40 害人不淺的「一定要如何如何」——保持彈性讓照顧更輕鬆 267
41 長輩不舒服，可是長輩不會說——照顧者的觀察是長壽關鍵 271
42 帶長輩去日間照護中心——循序漸進是王道 275
43 跟老人家講話一定要用吼的？——請你慢、慢、講 280
44 別人辦喪事，她卻笑嘻嘻——失智症的情緒表現跟你想的不一樣 284
45 當被照顧者離開後——照顧者的空巢症候群 287
致謝 291
附錄 來去找心理師！ 292
參考資料 296

〔推薦序〕

看似失智症的症狀底下，都藏著長輩的愛

朱為民（台中榮總老年醫學、安寧緩和主治醫師）

我是一個老年醫學與安寧緩和專科醫師，在我求學、畢業、當住院醫師的階段，我從來沒有想過，自己的父親會失智。

八十一歲的父親，在二〇一三年跌倒腦出血之後，我開始學習跟失智症共處。最常見的症狀，是說過的話會再說一遍。

「兒子，吃飯了沒有啊？」「吃過了。」

「兒子，吃飯了沒有啊？」「吃過了。」

「兒子，吃飯了沒有啊？」「吃過了。」

「兒子，吃飯了沒有啊？」「吃過了。」

以上的對話，可能會在十分鐘內重複出現。爸的口吻總是很平靜，但我有時卻不免會因為一直要重複回答而感到心煩。明明知道這是因為失智的症狀，但是忙的時候、心煩的時候，有時甚至也會不想回答，有時又會自責自己為什麼那麼沒有耐心……失智症的照顧者，就是這樣常常在自己內心的小劇場擺盪著。

二〇一七年年底，爸走了，對於爸的記憶也塵封在我的回憶海裡。一直到我拿到黃耀庭臨床心理師的新書初稿，許多記憶像是在太平洋中躍上海面的海豚，一段一段地開始在腦海播放。

在這本書的第21章，黃心理師說：「會重複問或重複提某事，往往背後真正的訊息是長輩的關心。」看到這裡我才發現，原來父親的失憶症狀，背後蘊含著對我永遠的擔心和不放心。爸知道我總是工作很忙，吃飯速度很快，以前常常跟我說「吃飯要細嚼慢嚥，不然會消化不好」、「要找時間吃飯，不然肚子餓」、「吃飯了嗎？要不要煮麵給你吃？」直到失智之後，腦海裡已經找不出這麼多字句表達，而只能化為一句：

「兒子，吃飯了沒有啊？」

簡單的一句話，是父親對兒子永遠的關心。

台灣在二〇二五年即將成為超高齡社會，失智症的海嘯即將來襲。根據統計，台灣八十歲以上的老年人，五位裡面就有一位失智症患者。換言之，我們每個人都有可能會照顧到失智的父母。我們該如何面對失智的爸媽？我們該如何應對他們的行為？我們該如何調適自己身為照顧者的兩難心情？我們又該如何在失智的脈絡之下好好表達？黃耀庭心理師這本《爸媽真的失智了嗎？》的新書，用了四十五個小故事去說明失智長輩林林總總會令人困擾的行為，並告訴我們為什麼會有這些行為，以及該如何去因應它。讀完之後，我真的覺得，如果這樣的書早一點出現，該有多好。

父親是軍人出身，我小時候一直覺得，爸是個很嚴肅、不苟言笑的人。但在他失智之後，我覺得他有點變了。爸變得比較愛笑、比較會讚美別人、比較放鬆，跟之前不太一樣。我常常想，是不是因為失智的關係，引動出爸原本就有的一些性格、個性，透露了他不常表現出來的另外一面。我想，沒有人喜歡失智症，但是如果我們好好去讀這本書，我們也許會發現，那些藏在失智症症狀底下的線索，都是長輩對我們的愛，以及他們擁有的美好特質。

誠摯向大家推薦這本書。

〔自序〕

每一個問題行為都是一個溝通的機會

近年來，失智症無論在全球或是台灣社會，都已成為一個令人聞之色變的名詞。失智症不像癌症，不是一種會致死的疾病，但因為照顧上需要花費大量的時間和人力，因此對節奏快速的現代社會造成了極大的挑戰。此外，失智症雖然不只發生在高齡者身上，但與高齡化有必然的關係。在全球人口老化快速的現在，失智人口愈來愈多，高達每三秒鐘出現一個[1]，因此科學家們正竭盡全力想解開失智症的成因，找出失智症的解方。

然而，在失智症的領域中，儘管這二十年來不管是藥物研發或疾病診斷的方式，都已經有了長足的進步，但臨床上最常用的心理衡鑑技術和工具，卻似乎沒什麼變化。不僅如此，大家在使用這些工具時，也經常容易忽略這些測驗工具設計當時用的診斷標準是什麼？測驗題目一開始是如何擬定出來的？又是否有施測時的盲點等問題，這些都可能讓我們在判斷某些脫序的行為是否由失智症所造成時，做出誤判。

中華民國臨床心理師公會全國聯合會郭乃文理事長曾說過一句話：「大腦不知道『它不會的事』，大腦做不出『它不會的事』。」在判斷個案是否為失智症時，也是如此。如果我們對失智症抱持刻板印象，把在長輩身上看到的問題行為歸因於失智症，我們就只會用處理失智症的方法去處理問題。一直認為某些行為是失智症，不曾從其他角度去思考它，沒有納入其他新的資訊一併考量，結果就是，我們一直使用原有的資料與知識來篩檢並診斷失智，同樣的思考邏輯也不斷強化、累積。

如今，被指認為失智症的行為愈來愈多，但會不會有些我們認為是失智原因造成的脫序行為，其實可能起因於生活環境的改變、個性影響或有其他生理上的原因？缺乏全貌，只從失智角度去思索自己看見的零碎生活片段（問題行為），我們就像是瞎子摸象一般，只看見這個人的一小部分，卻以為自己已拼湊出失智症病患的樣貌。

***

鮮少人有機會長期追蹤、觀察大量失智症個案與家屬的問題，我身為一名臨床心理師，十餘年來的工作經驗，讓我有機會接觸到上萬人次的個案及家屬，在工作中獲得了許多失智症相關的經驗，但這些經驗也在我的腦海中留下了許多困惑。

多年來，我在家屬與病患的衡鑑晤談中，好幾次都遇到，當初被診斷為阿茲海默症的個案，多年後再度回診時，症狀非但沒有加重，且簡式智能評估（Mini-Mental State Examination，簡稱ＭＭＳＥ）分數還表現得比之前更好（ＭＭＳＥ是失智症衡鑑工具之一，見第31章有詳細討論）。

這與一般教科書上所描述「失智症患者的認知功能會愈來愈差，約八到十年就會進展到非常嚴重的狀況」不一樣。是因為藥物的治療，讓個案認知能力能夠維持或變好嗎？但根據藥品仿單的描述，藥物只能抑制或延緩失智症，並未提及可以治癒。還是說，是環境的改變讓個案的狀況有所改善呢？但如果環境改變就可以變好，應該就不是阿茲海默症了。

相反地，我也遇過有些患者被家屬帶來看診時，衡鑑的結果是在正常範圍內，但多年之後卻走上了失智症一途。是不是有某些蛛絲馬跡我們在診間沒看到，但家屬一開始就感受並察覺到了呢？那些蛛絲馬跡又是什麼呢？

這些事情讓從事多年臨床工作的我開始思考：在失智症評估過程中，我們是不是漏掉了什麼？還是我們過度注重某些面向而疏忽了某些問題？個案疾病的進程與衡鑑的結果不符，原因可能正是來自於「我們是以什麼角度觀察症狀」。

醫療人員診斷個案時的常用參考標準是《精神疾病診斷與統計手冊第五版》（*The Diagnostic and Statistical Manual of Mental Disorders 5*，簡稱 *DSM-5*），書裡針對各種精神疾病，詳列出其臨床表現方式，若個案表現出的症狀符合描述，便可能被確診。但是，當這些已設定好的診斷準則成了看待個案的唯一準則，一開始就假設來診個案是一個「病人」，有時候，便可能發生「先入為主診斷為失智症，然後試著找其他相關症狀來支持此診斷」的情形了。

舉例來說，*DSM-5* 描述，認知障礙症個案在學習和記憶方面：「經常在同一次談話中重複表達。在購物或計畫一天時，無法掌握簡短清單，時常需要提醒以導向手邊的工作。」的確，失智症患者會出現上述症狀，然而，是否這些症狀的成因一定是失智症？應該有很多人會說當然不一定，這點大多數人都知道。但是，在醫療現場，當我們看到家人或是所謂的「病人」出現了 *DSM-5* 之中所描述的問題行為時，我們是會朝向「不一定是」的方向思考，還是會朝向「應該是」的方向去想呢？這就是個案可能被認定為罹病的原因之一。

診斷準則是死的，人是活的。臨床上的症狀，我們所認定的「病人」所產生的那些脫序行為，有許多時候無法藉由診斷準則、衡鑑測驗的分數高低及疾病病程去思考與解釋，所以才會經常會出現矛盾的結論。

再舉一個例子。臨床心理師在進行心理衡鑑（心理測驗）時，經常使用到MMSE這個工具，滿分是三十分，一般認為不滿二十四分代表有認知功能異常（臨床上，也會因個案年齡和教育程度而採用不同臨界分數）。但它只是一種篩檢工具，不能直接拿來當作正式診斷結果。倘若拿來作為診斷，我們可能遇到這樣的情形：MMSE判為「極輕度」失智症的個案，出現重度失智症患者才有的失禁問題；或是理論上，中重度的失智症患者才會出現視幻覺，但這個時候個案記憶力差，照理不會記得自己的幻覺內容和出現時間，臨床上卻有個案是有幻覺卻還能記得自己視幻覺的內容和發生時間。

遇到這些與教科書描述的病程不相吻合的臨床個案，因為我們不知道問題從何而來，所以只好將他們歸於失智症，做進一步的治療。

每個人都有自己的生命歷程，疾病不可能是形塑一個人行為的唯一因素。當一些脫序的行為出現，即使這些行為符合 *DSM-5* 的症狀描述，也並不表示他就是得了失智症，或者表示某些行為是失智症引起的。不然，我們不會看到有許多案例因為環境因素改變，症狀也跟著產生改變，而這也是現在處理失智症問題行為時較少用的觀點。

這本書針對個案表現出的 *DSM-5* 中的認知障礙症，從不同角度去探究，不只縱觀他的生命史（個案過去的個性、現在習慣與未來預期可能的症狀發展），也從橫斷的觀點考量他的生活（個案所處的環境，包括人、事、時、地、物，以及他與環境的互動）。我們藉由這些完整的觀察，試圖以一個

「全人」的角度，找出形塑個案症狀的可能原因。當我們能更清楚、有條理邏輯地找出這些症狀出現的原因，後續便可能加入不同的處置方式，更有效、更人性化地面對和處理這些行為問題。

本書中描述的失智症以阿茲海默症為主，此外，書中的故事人物情景均已修改刻意淡化個人色彩。各章所提的個案原則上不會有太複雜的問題行為，所以讀者閱讀時可能會想：「我當然知道這不一定是失智啊！」本書將實際上相當複雜的問題行為簡化，是為了方便討論，一一分析可能造成問題行為的因素。希望讀者在讀完此書之後，當長輩混合出現兩樣、三樣甚至是四樣症狀時，例如：重複問問題、時間混亂、叫錯名字等，比較容易去分辨出哪些影響可能來自於環境、哪些出自關係、抑或是個性使然，哪些是可以被處理、哪些可能一定要藥物介入？

長輩看似令人困擾的問題行為，其實都是一個溝通的機會，讓我們更了解自己父母的個性、生命史、習慣、偏好、情緒等等所有他們生而為人的特質。誠摯希望本書能有效減輕照顧者負擔，並且藉由提供長輩以認同、肯定和同理心為出發點的照護，協助他們打破走向失能的惡性循環，重新建立正常功能，體驗更圓滿的生活。

第一篇

心理因素

爸媽類似失智症的症狀，很多時候可能是動機、壓力、個性、生命史等心理因素造成的。

01 為什麼她總是學不會？

——缺乏動機

真澄談到自己婆婆發生的事情：這幾年，婆婆非常排斥學習新事物，每次教她使用手機，她就說：「我不會，我忘記了！」平板電腦怎麼教都教不會，其他的事情也常用「不知道、忘記了、我不會」來回應。幾年下來，她很擔心婆婆學不會、記憶力不好，會不會是因為罹患失智症了。但有一件事情的發生，卻完完全全顛覆了真澄的想法。

遠在海外的小孫子出生了，婆婆每次都要等到自己女兒回來了，才能幫她操作手機跟孫子視訊，但女兒一個月才回來一次，婆婆等不及，後來乾脆把女兒兩年前幫她買的手機重新翻出來，自己學會了如何用手機看遠在海洋另一邊的金孫。真澄當初完全相信婆婆口中的不會、不知道或忘記了，這時才發現婆婆真正的問題是不想去學，而不是學不會。

後來，我有機會遇到真澄的婆婆，便特地問她為什麼過去老愛說「不會、我忘記了」。原來是因為，之前家裡全面更換成需要機上盒的電視，要用兩支遙控器才能操作，本來一支遙控器的時候只要按開關和選台，現在卻增加了這麼多複雜的按鍵，有一次，按一按就沒辦法看、好像壞掉了，還好兒子後來又修好。從那時起，她就開始害怕再度把電子產品弄壞了。

當長輩說「我不會、忘記了、不知道」時，許多家屬都會信以為真。但我們除了關心他們是不是真的不會、忘記、不知道，還得考慮動機問題。當長輩沒有動機學習一件事情或沒有動機回答問題，例如真澄的婆婆，就有可能會得到負面的答案。長輩說一次「忘記了」，家屬會懷疑他罹患失智症；第二次聽到，他們會相信他是真的生病了；第三次再說忘記了，大部分的家人便很容易相信個案的失智症惡化了。

MMSE測驗是我們在診間評估個案是否失智常用的工具，在診間我常常遇到家屬問：「長輩（的測驗表現）以後會不會愈來愈差？」我內心殘忍的OS只有這麼一個答案：「會！」

這時你想到的是什麼？你會認為，測驗表現會一直變差，是因為個案的認知功能持續變差嗎？如果是失智病人，這種解釋或許行得通。但是，如果個案是正常人，答案也是「會愈來愈差！」你會不會感到很詫異？會不會心想「這哪有可能！」背後原因就是「動機每況愈下」。當個案愈來愈沒有動機做他過去能做或會做的事情，最後就會表現愈來愈差。

一般來講，一個人如果有出現這三種情況，就可能被別人懷疑有失智症，一是他的認知能力出現問題，二是有問題行為，三是日常功能下降，但其實，這三種情況都不一定是失智。我們再回過頭看看，在認知測驗中所測到的結果，以及日常生活中所表現出來的行為，呈現的到底是個案的能力還是動機呢？當他說不知道的時候，到底是真的忘記了，還是沒去想？或是因為什麼過往的經驗而讓他不願意去想？

冒然因為缺乏學習動機而認定長輩失智，可能會讓我們誤認長輩的能力只有那樣，如此一來，我們可能就會沒有給予刺激和適當的介入，過度依賴藥物處理來他們的動機問題。

若真的失智了，更可能是這樣

遇到必須做的事情，一般人如果沒人可以替他做，他還是可以靠自己完成。但失智症患者不同，他們就算很有動機也做不好，如果必須做的事情沒有人能替他做，他再怎麼努力也無法自行完成。譬如，弄飯菜是獨居的江媽媽一天照三餐需要處理的事，但失智的她在無人協助下，要弄一頓合宜的正餐會出現困難。這就是很有動機但卻做不好。

在復健醫學領域，常常用到一個詞叫做「用進廢退」，意思是，一個人目前擁有的能力，如果持續使用，可能有進步的機會，或至少維持現狀；相反地，這個能力如果不持續使用，那他一定會退步。在所有人身上，我們都能觀察到這種現象。

在失智症患者身上，用進廢退的情況更是明顯，他們「用進」會比正常人來得緩慢，「廢退」的嚴重度又比正常人顯著。更精確地說，在「用進」方面，病人可能會因為抵抗不了疾病的力量，即使持續使用某個能力，也不像一般正常人那樣能進步或維持；而在「廢退」方面，當該能力沒在使用的狀況之下，疾病又使得患者退步得比正常人嚴重。

日照中心的活動可能可以提供失智症患者動腦袋的動機，例如：那邊有同儕，有面子問題，或者活動有趣等等。想讓失智症病患更有效地學習，關鍵在於我們「如何」讓他做、讓他做多少，別因為怕危險，就不讓他動手；也別因為照顧者還要收拾善後，就取而代之，替他做他應該自己做的事情。不過，重度失智症可能連拿筷子、湯匙都拿不好、洗澡時連下一個步驟該做什麼都不會，所以，便需要全程幫助了。

理解、尊重，而非命令

長輩的心本來就比較不容易被改變，要讓他們去學習新東西可能更加困難，然而，他們並不是不能改變，而是我們輕忽了一個重要觀念：他們需要被理解，需要被尊重，同時他們也期望被當成「人」來對待。

如果家人以命令的語氣，要求他們去做一些他們不情願做的事情，結果可想而知必定不好。

要說服長輩做出改變時，「人」是關鍵，由誰來說，用什麼樣的語氣說，用什麼樣的方式說，這些都是影響能否成功說服長輩的重要關鍵。例如：他喜歡的兒孫說一遍便可以成功，勝過他不喜歡的人說上一百遍。所以，如果能夠由他比較疼愛的兒孫，或是隔壁比較可以信任的鄰居，來引導他做些事情，便比較可能激發他的學習動機。

重點筆記

- 長輩學不會新事物不一定是因為失智，更常是因為缺乏動機。
- 尊重長輩的需求是讓長輩願意有動機的第一步。
- 希望長輩改變，關鍵在由誰去說、怎麼說。

02 為什麼老是回答「忘記了」？

——認為自己不會的習慣性思考

許太太是另一個看似失智症患者的個案。她會出現在診間，是因為兒子說她在家中經常說「我忘記了」！但在晤談時，看她的樣子，不像是剛說過就忘記的人，所以我在她說完「我忘記了」之後，馬上鼓勵她，要她試著再想想看，用猜的猜猜看。結果，很多問題即使她無法完全猜中，只要我提供些許線索，她也可以記得片段。於是我抬頭問她的兒子：「你們是不是只要聽到她說『我忘記了！』就幾乎完全相信她真的忘記，也沒有再多給她幾次機會試著想想看？」兒子點了點頭。

像許太太這樣的個案，或許是因為，她在過去曾經有過真的忘記某事的經驗，這種經驗多經歷幾次之後，她的思緒便走上了認為「凡是需要記憶的東西，我都不會記得」的這條錯誤道路，這變成了她的信念，從此不再認為自己記得住任何東西，最後甚至變成一種反射動作：別人問她什麼，她就馬上回答：「我忘記了」，幾乎毫不思考。「我忘記了」一說出口，她自己也不會再努力去思考答案，等於是阻礙自己萌生繼續想下去的動機，最終結果當然就如她所願——忘記了。這種現象在心理學上有一個專有名詞，叫做「自我實現的預言」，意思是：「一個人心裡怎麼想，結果就會如他所想的方式成就。」在診間，我會試著中斷個案習慣走的「自我實現預言」之路，鼓勵個案專注在「想」，而不是專注在「記不起來」，有時候會發現，針對我所提出的問題，個案真的可以想起答案。

的確，隨著長輩的年歲增長，不少家人都感覺他們的記憶力好像愈來愈差了，然而，家屬在觀察個案的狀況時，該看的不是個案愈來愈頻繁地說「不知道」或「我忘記了」，反而該注意他們還記得哪些與現在有關的事情，譬如：記不記得自己的年齡、生日（也有些長輩不過生日，那就有可能不記得），記不記得自己的大孫是誰、曾孫是誰等等（有家屬會對這樣的問題提出質疑，認為長輩當然記得那孩子啊，因為他是長輩帶大的。但是倘若長輩真的是失智症、不記得現在，理應不記得這孩子現在長大的樣子，甚至有可能連他是誰都不知道）。每位長輩的關注焦點不見得都一樣，還是需要仔細觀察分析。

若真的失智了，更可能是這樣

很有動機但缺乏能力的失智症患者，通常會稍微花一些時間想過以後才說不知道，而不是像反射動作一樣馬上說不知道。特別是輕度失智症，他們甚至會自覺記憶力不好，有感覺羞愧、自責的情形，若是重度失智症，可能的表現方式則是他根本不會回應你的問題，而是直接去做他認為要處理的事情。

建立動腦想答案的新習慣

第一步是觀察。對賦閒在家的長輩來說，日常生活大部分的事情很可能都是屬於不重要的事情，所以他們不會花心思去記憶。當你發現，有些事他卻記得起來，或只跟他說過一次的事情，他卻反覆提起，那就代表這些事情對他而言是重要的、是他所關心的。

找出長輩比較關心的事情，可以減少長輩的惰性，引發他們的動機。一件事要是能夠讓他們覺得有趣，他們就會願意去想，如此一來，就能漸漸地藉由建立「動腦想問題」的新習慣，來打破「遇到事情就說不知道」的舊習慣。例如，帶長輩參加日照中心做肉燥的活動，長輩有興趣、願意主動去做，就不會直覺推託說自己不會。反過來，如果你要他一個人在家時做肉燥，個案卻可能興趣缺缺，因為在家裡不像在日照中心裡有同儕，所以沒有比較、競爭、面子等問題，就比較沒有動機。

千萬不要隨便出題就要他們回答，譬如突然問今天是民國幾年幾月幾日？如果長輩答不上來，就認定他們是失智了。他們其實不是失智，而是對退休長輩來說，每天都差不多，不需要刻意去記得日期。

此外，要找對的人陪著一起思考、一起找線索，他們才會有動機喔！當他們開始會動腦想了以後，我們也可以適時給予獎勵，口頭上的鼓勵、送他他喜歡吃的甜點，或是帶他外出去他喜歡去的地方，都是可以做為獎勵的方式。

重點筆記

- 常常說不知道，可能是因為過去的習慣或是不好的經驗造成的，一開始是一種反射動作，時間一久，可能變成真的想不起來了。
- 要多鼓勵長輩動腦，但不要隨隨便便就丟問題要長輩回答。

03 為什麼總是等我做？是他不會，還是我太會？

——被寵壞的爸媽

現在媒體經常出現媽寶、爸寶這類的新聞，同樣的情形也有可能發生在家中的長輩身上。

碧蓮是獨生女，離家多年在異地讀書、工作、結婚生子，直到這幾年父親過世才回家來與母親同住，可能是多年來累積的愧疚感，再加上母親現在身體狀況不佳，所以她一肩扛起媽媽過去一向能獨立完成的家事，讓媽媽在家中過著茶來伸手飯來張口的生活。媽媽一說什麼不會做，碧蓮就馬上接手，甚至只要看碧蓮一眼，她就知道要幫忙回答。我在診間幫碧蓮的媽媽做衡鑑時，常常問題還沒問完，碧蓮就忙著說，這個媽媽不會，那個她沒學過。我再三提醒碧蓮讓我問完，後來她終於忍住不介入，看著媽媽自己回答問題，沒想到連剛剛她認為媽媽會回答不出來的問題，都可以正確回答。（讓家屬參與衡鑑過程非測驗的標準作業流程，如有疑問請照標準作業流程。）

類似的情況我在許多個案身上都曾經發現。舉例來說，原本長年獨居的個案在身體變差之後，兒子與媳婦搬過來同住，於是，過去個案可能需要獨立完成的事，像煮飯、購物、甚至初一、十五的拜拜，現在都有人可以幫他做了。結果，廚藝、記得關火與否、自行購買東西、為了拜拜特別用心留意日期等等事情，都隨著有人替他做而變得生疏，好像喪失了這些能力。

不用自己做事，這些多出來的時間，長輩會怎麼應用呢？若過去沒有培養興趣，多數長輩都會走上「睡覺」一途，成為睡覺之友後，影響的層面就更廣了。他們會整體活動力降低，許多過去喜歡、會做的事情，都變得沒有興趣，因為睡覺最重要。到最後甚至連吃飯可能都要別人餵，還閉著眼睛吃，或是說聲「不餓」就繼續倒頭再睡。洗澡也可能會說自己已經洗過，或說今天沒有流汗懶得洗。不管是家人或醫療人員，都會認為這些人「有問題」、甚至認為他們是「重度失智症」，但他們這些連吃飯都不會吃或是沒洗澡卻說自己已經洗過的問題，到底是疾病，還是缺乏動機造成的，可惜鮮少有人進一步去探討。

孝順很重要，但過度就不好了！有句話說：「由儉入奢易，由奢入儉難。」在照顧關係中，我想將這句話稍微修改一下：「由勤入懶易，由懶入勤難。」我相信，兒女協助父母做一些事情，出發點都是善意的，一開始只做少少幾件事。但日子一久，長輩會愈來愈習慣讓晚輩處理，兒女需要愈做愈多，長輩想自己做的事愈來愈少，兒女就開始感覺父母怎麼什麼都不會或什麼都忘記了。

晚輩照顧長輩，到底要代勞到什麼程度，真的要好好拿捏。雖然理論上是他不會、不能完成的就出手相助，但實際上卻是不做，你心裡過不去，你做，做習慣了，將來所有事情都需要幫他做了。

長輩也是獨立的個體

長輩是獨立的個體，有其自由意志，照顧者若每件事情都事必躬親像照顧小嬰兒一樣，到頭來反而累壞了照顧者自己。長輩其實還是需要讓他們自己去做，由簡單的事開始，讓長輩自己添飯、自行夾菜，逐漸增加困難度，又或者自己去買東西、選擇買什麼品牌、自己負責結帳、自己拿等等。晚輩不能因為長輩一件事做不好，就所有事都不讓長輩做。例如照顧者因為怕長輩洗澡跌倒，就請外勞來幫忙洗，但其實，只要坐著洗，長輩就能避免跌倒，而且還能繼續自己完成洗澡這件事。

個案的行為模式是長期與家屬互動之下的結果，家屬可以盡量讓個案維持做他本來能做、在做的事情，這樣不僅可以減少「廢退」的情形，也可以更清楚知道個案真正的能力在哪裡。

重點筆記

- 有時候，長輩不是不會做，而是晚輩做太多，剝奪了他們自己做的機會。
- 拿捏分寸，適度讓長輩維持獨立，否則反而會累壞照顧者自己。
- 習慣有晚輩打理一切的長輩，應該循序漸進，從小地方起練習自己做。

04 他只說過去的事，腦子裡只剩過去嗎？

——愛炫耀的個性

他老是只說過去的事，是腦子裡真的只剩下過去嗎？

已經是第八個年頭了，張伯伯還是一樣，每次來診就像第一次來的時候那樣細數自己過去的豐功偉業，兒子順承每次都跟父親說，黃心理師已經聽過很多次了、不要再說了。雖然這樣做稍微可以將張伯伯的話題拉回來，但幾分鐘之後，他又再次說回過往，講起自己曾經當過村長、蓋了村民活動中心、還辦過有行政院長來參加的村民活動等。

失智症的特徵之一是，患者會只記得過去，不記得現在，這也就是順承最初帶爸爸來就診的原因，他眼中的父親永遠只記得以前，不記得現在的事。

我詢問張伯伯的基本資料時，他恰巧提到有個在台北的孫子最近考上某所高中的英文老師。

「這是什麼時候的事？」我轉頭問順承。

「今年年初發生的啊，當了好幾年的流浪教師，今年終於上榜了。」

「你有沒有看到，這是現在的事，而且還是今年的事喔！」我提醒順承。

「為什麼會這樣？」順承張大了眼睛問道。

許多家屬都會認為，長輩只說以前、不提現在的事情，代表他們的腦子只活在過去。家屬一旦對長輩有了這樣的想法，在長輩提及過往時，家屬的第一反應就會是：「你看，又來了，又在講以前的事。」這種想法深深烙印在家屬腦子裡之後，就很可能自動忽略、沒注意到個案其實也會講「現在的事」。

其實，許多長輩活了一輩子，找不出幾件值得拿來說嘴的光榮事蹟，所以他們往往會緊抓著某一、兩件事情來說，藉此宣揚自己的存在感。尤其因為長輩現在沒有什麼事值得炫耀，不找出過往幾件光榮事蹟來說嘴，可能會覺得自己沒有什麼價值。

從這個角度，我們也可以理解為什麼張伯伯會提到最近孫子考上教師的事，因為這是讓他在鄰里中有面子的事。

若真的失智了，更可能是這樣

我在臨床上發現，如果個案是正常長輩，他會知道自己是活在現在，他所描述的是過去的事情，這樣的長輩通常能說出許多細節，而且也能非常正確講述事情的來龍去脈。

失智症病患比較無法完整描述一件過去的事情，他們的描述空洞、沒有故事性、沒有邏輯性，人、事、物無法連貫，事情的來龍去脈也說不清楚。嘉惠的媽媽就是一個例子，她算是比較好照顧的病患，白天會靜靜地等著吃飯，如果打開電視，她也會靜靜地看著。但到了傍晚天色昏暗時，雖然她明明就是在自己家裡，卻吵著要回家，安撫她可以讓她稍微平復下來，但過幾分鐘之後，又會開始吵著要回家。

會有這種狀況，是因為嘉惠的媽媽活在過去，失智的她認為自己正處在過去的某個時間點。因為活在過去，所以她認為現在的家不是她的家、吵著要回家，也認不得現在的家人，但卻說不出她認為的家在哪裡等等更多細節。

再舉一個例子，正常的長輩如果想去探望某人時，可能會有這樣的想法：「我好久沒見到他了，好想念他！想跟他聊聊天。」或是「我買了一些東西，因為如何如何，所以我要給她。」也真的買了一些東西要帶給那個人。但失智症患者就算重複吵著要見某人（例如想見爸爸、媽媽），卻說不出為什麼要見他們、可以去哪裡找到他們等等。

多給予認同與肯定

遇到長輩說起過往事蹟時，照顧者可以投其所好，用羨慕的眼神看著他，或問問相關的問題，譬如更多細節、當時還有哪些人參與其中等等，讓長輩覺得家人對這些事情是有興趣的。不過家人如果這樣做，當然很可能使得他說得更多、更久。若真的無法一直聽，也可以委婉拒絕，但千萬不要他一開口就拒絕他繼續說下去。

長輩需要的是尊重，當他們的現狀是無法賺錢、身體可能也有些疾病，當生活不甚如意，他們會覺得說一些過去有面子的事情，能贏得別人的尊重。即便面對的是已經相處多年的兒女，他們還是需要有這樣的感受。因此身為照顧者可能需要多擔待一些，包容他們以他們的方式繼續維持尊嚴下去吧。

重點筆記

- 如果懷疑長輩只記得過去，要提醒自己特別留意長輩記得哪些近期發生的事（甚至可以拿筆記下來）。

- 長輩老愛提過去，不見得是因為他們只記得過去，有可能只是因為現在生活沒什麼好說嘴的。
- 真正的失智症患者會以為自己活在過去的時空，但卻無法描述細節。

長輩需要的是尊重，

當他們的現狀是無法賺錢、身體可能也有些疾病，

他們會覺得說一些過去有面子的事情，能贏得別人的尊重。

身為照顧者可能需要多擔待一些，

包容他們以他們的方式繼續維持尊嚴下去吧。

05 怎麼會少算一個孩子？
——生命史的影響

前面的張伯伯「只說過去，不說現在」、老愛講過去的光榮史，行徑恰恰相反的董阿嬤也曾在我診間裡出現。

三十歲就開始守寡的董阿嬤，全憑自己一人打零工，含辛茹苦養大五個小孩，好不容易每個孩子都出社會了，沒想到，小兒子卻迷上了毒品，經常把自己賺的錢都拿來買毒，不夠時還跟老母親借，每次借錢，都說「這次是我最後一次，我再也不要吸毒了。」母親不忍心，一再對這個兒子施予援手，沒想到他後來竟然偷走董阿嬤的地契，拿去貸款。一輩子唯一一間靠自己賺錢買下的房子，竟落到別人手上，後來還因為付不出貸款而遭到法拍。董阿嬤絕望到了極點，要家人以後不要再提起這個兒子。我會知道背後這些故事，是媳婦在晤談之後偷偷告訴我的，想讓我知道她少算一個兒子的原因。

犯法坐牢的、因精神疾病長期住機構的，或是做了一些事情很讓長輩「切心」（台語：對某個人極度心寒）的，都有可能被長輩視為「查無此人」。在評估的時候，他們會刻意忽略這個孩子。如果沒有機會澄清，就有可能誤以為個案真的忘記自己的孩子。

若真的失智了，更可能是這樣

失智症病患若嚴重到不認得兒女的程度，不會只忘記兒女這一輩裡的其中某人，而是會統統不認得。若刻意跳過某人，比較可能是心理因素導致，而不是疾病。

詹阿嬤是我們追蹤多年的老病人，也多虧有女兒娜娜的貼身照顧，我們才能一路追蹤、理解失智症認知功能衰退的真實歷程。詹阿嬤的失智症檢查頻率，從最早的每半年來一次，到近幾年的一年來一次（因為健保局藥物申請的方式調整），每次娜娜都會把自己最近觀察到的奇特現象分享給我們團隊，讓我們能逐漸勾勒出失智症患者症狀的大致輪廓。

詹阿嬤最早出現不認得獨生女娜娜的情形是在七年前，初期是偶而發生，有時候認得，有時候不認得。過了一些時間，這情況愈來愈頻繁，而且錯認的時間也愈來愈長。除此之外，冠在娜娜身上的稱謂，也隨著嚴重程度的增加而出現變化，有時叫她妹妹或姊姊，後來又叫成媽媽或兄嫂（台語）。

失智症的人會如何稱呼身邊的家人（配偶、兒女）呢？如果有機會長期觀察一個失智症患者，我們就會觀察到類似詹阿嬤獨生女娜娜遇到的情形：稱謂會隨著失智症的進程而變化。

這種現象，我們或許可以試著用「患者覺得自己活在哪個年齡」去解釋。他的心理年齡活在什麼時候，他就會把眼前的親人叫成當時親人的稱謂。舉例來說，我們可能觀察到患者先是把自己的兒子稱作是「丈夫」，再來是叫成「哥哥或弟弟」，再來是叫成「爸爸」，後來可能叫成「家人」，之後則叫成「親人」，到最後只會說他是「認識的人」，約略是如此。（雖然也可能有個別差異，但規則大致是稱呼方式會離現在的現實愈來愈遠。）

病患把兒子叫「丈夫」，我會假設她腦子正處在「已經結婚，但還沒生小孩或是小孩還小」的階段。若將兒子稱為「哥哥或弟弟」，她可能回到了未婚階段，遇到這種時候，我會試著問病患：「妳嫁了沒？」經常得到「我還沒嫁」的答案。當把兒子稱作「爸爸」時，她距離現在就更遙遠了。若稱之為「家人」時，她可能已經沒有能力定義某人是誰，只能籠統地稱呼對方為「家人」。更末期的時候，她只能生疏地說出他是「認識的人」。當然，到了最末期，她會完全無法說出這個人是誰，只是笑著或表情木然地看著對方。

反觀正常的長輩，他們即使叫錯人，也不會跳到其他的輩分，可能會將所有記得同一輩的名字叫過一輪，最終一定會叫到正確的名字。

在診間時，我經常詢問來看診的長輩：「你幾歲了？」問這個題目不是為了應付測驗要我填寫的答案，而是想了解個案目前心理年齡是處於幾歲。正如大家對阿茲海默症的認識，病人會愈活愈回去，他們記得過去，不記得現在，若長期觀察，他們回答自己年齡時，會愈說愈小。我最近遇到一個九十幾歲的病人，但她還認為自己連十歲都不到。不過要注意，不能直接根據「心理年齡」來推論病人應該還具備哪些「認知能力」。

勉強提起只會徒增難過

前述董阿嬤忘記小兒子的情形，在偏鄉地區比較常見，因為地方小，人口少，一家有什麼事情，附近的鄰居都會知道，特別是那些讓家裡丟臉、對不起列祖列宗的事情，家人往往都不想提到。如果照顧者遇到長輩選擇性忘記，不必為了確認長輩是不是真的忘記而勉強父母親說，因為勉強說出來只會徒增難過，但如果是父母親主動提起，便可以傾聽、同理父母親的苦處。

重點筆記

- 如果長輩有選擇性記憶，不見得是因為失智，那個人被刻意忘記很可能是因為他令家族蒙羞。
- 照顧者千萬別在傷口上灑鹽，別硬要父母親去想那些不愉快的事情。
- 嚴重的失智症患者不會只忘記兒女這一輩裡的其中某人，而是會統統不認得。

06 明明已經搬過來了，為什麼她還認為自己一個人住？

——博取他人同情

在家屬眼中，玉貞婆婆認為自己是一個人住在新竹，卻不記得自己早在三年就搬到彰化來與兒子同住。我在和她晤談時，她總是說自己是一個人住，沒有人可以倚靠，凡事都要靠自己，很孤單，孩子也很忙，沒辦法來探望她。她說這些話的時候，家屬就會對我頻頻使眼色，提醒我：「你看她又認為自己一個人住新竹了。」

家屬因為玉貞婆婆一直說自己還住在新竹，懷疑她得了失智症，所以帶來醫院就診。但家屬也講到，玉貞婆婆搬到彰化的這三年間，可以自行外出買東西，甚至還自己往返高雄、台北的兒女家，都沒有問題。

晤談結束後，我便特別提醒家屬注意及思考這兩點：玉貞婆婆是否在不經意的時候，還是會脫口說出自己是在彰化與兒子同住？而當她說自己是一個人住在新竹的時候，是不是想要別人可憐、憐憫自己？

如果是失智症患者，不太可能外出時記得如何回到現在的家，但回答時卻只記得三年前的住處。若真的不記得現在住在哪裡，外出後就回不了家了。

順勢而為，拆穿恐傷及面子

明明時空背景已經改變，有些長輩卻一直反覆講過去的事，不願承認現在已經不是當初那樣了，這種行為其實比較像是心理問題。照顧者可以留意看看，長輩講的那些是不是通常是對自己有利的、或是自己耿耿於懷的事情？很多時候，他們這樣做的目的，其實是想藉此營造出某種對自己有利的觀感。

若確認不是認知能力的問題，建議最好順勢而為，聽他說，不需要拆穿他背後的企圖，否則很可能因為損及他的面子，造成他更多負面情緒，反而加重照顧上的困難。最好能找出長輩言談背後的需要，並且滿足這個需要。

其實長輩的期待到底是什麼，照顧者往往心裡很清楚，只是做不做得到、願不願意配合的問題而已。照顧者如果真的無法滿足長輩，也不要耿耿於懷，自己還是得開心地過日子。

重點筆記

- 失智症患者會不認得自己現在的住處，而且出門後往往回不了家。
- 長輩說的那些與現實狀況不相符的話，背後往往透露了某些期待，照顧者要用心去理解。

07 為什麼他五分鐘前做的也否認？

——自尊問題

自尊是每個人都需要的，感受到自尊會使人自覺有價值、有能力。隨著年齡漸長，人無法靠金錢、地位、名聲等外在條件來顯現自己的自尊，所以長輩們常常會「出一張嘴」來維護自己的自尊。但這些隱藏在話語背後的自尊，卻有可能讓人誤認為長輩是罹患了失智症。我們來看看老柯的例子。

老柯的日常生活大致正常（一般而言，家屬不會注意到長輩正常的部分），但當他五分鐘前做了什麼事情被兒子指正時（譬如把垃圾丟在地上，或者有什麼東西該收沒收），父親的防衛機制便會啟動，立刻回答道：「我哪有，這不是我弄的。」或說「我忘記了。」這類事情發生幾次之後，兒子於是開始懷疑起，難道，父親是失智了嗎？

個案是真的忘記了呢？還是只是不肯承認自己的錯誤？因為一旦承認，就會傷到面子。從老柯的角度，這種作法其實很聰明，找理由來合理化自己的問題，能防衛自己、免於別人的責備。現在很多政治人物不也都是如此嗎？錯誤一概與自己無關，千錯萬錯都是別人的錯，難不成他們也都生病了嗎？

若真的失智了，更可能是這樣

如果個案確實是罹患失智症，隨著疾病惡化，他可能會漸漸無法去區分說什麼話對自己有利，說什麼話對自己不利，甚至會毫無反應，無法挑對自己有利的來維護自尊。

讓長輩繼續愛面子吧

愛面子是華人社會的傳統，所以，長輩不會到現在才突然變得無法承認自己做錯事，而是長年以來一直如此，但照顧者卻期望現在的他能坦然承認「對，是我亂丟」，而不是找藉口（例如「我忘記了」）來維護面子，有這種期待是不是緣木求魚呢？讓我們跳出來想想，長輩（不論是失智症或正常長輩）死不認錯的個性已經這麼久了，會因為別人的一兩句話而改變嗎？如果做為照顧者的我們，也無法因為別人的一、兩句話而改變自己，那他們有可能嗎？與其費盡心力要長輩看見自己的錯誤，還是把力氣花在更重要的事情上吧！

重點筆記

- 長輩若有疑似失智的行為出現，可以留意那是否與維護自尊（愛面子）有關。
- 嚴重的失智症患者如果忘記事情，幾乎已經不會選擇對自己有利或不利的事情去說。
- 長輩是不容易被改變的，如果無傷大雅，還是讓他做他自己吧（就讓他繼續愛面子吧）！

08 為什麼外勞講的話婆婆都不配合？

——面對不同的人有不一樣的反應

「黃心理師，我婆婆最近又開始亂了。」媳婦雅蘭一見到我，就立刻這麼說道。

沈媽媽是我們多年來持續追蹤的個案，她的狀況應該在短期之內不會有什麼變化，而且這麼多年都沒有外勞陪著來，這一次卻特別有外勞跟著媳婦、兒子一起來，我想，媳婦雅蘭這句話背後應該有些值得探究的地方。

與沈媽媽談話一陣子後，我感覺她的反應跟過去這幾年看到的差不多，很正常，一點也看不出來有什麼異樣。

於是我問媳婦雅蘭：「什麼時候開始亂的啊？」

「這半年來她愈來愈亂。」她說道。

「愈來愈亂？」我問。

「她怎麼勸都勸不聽，要她做什麼，她也不做。」

「外勞來多久了呢？」我反問她。

雅蘭答：「來半年了！」

「會不會有些事情，媽媽不聽外勞的，但會聽妳的？還會不會有些事情妳和外勞的話她都不聽，但會聽妳先生的？」

「對啊，就是這樣！」聽到這邊，雅蘭會心一笑，點點頭，明白了箇中的道理——原來婆婆只是挑人做出不一樣的反應阿！

若真的失智了，更可能是這樣

正如前面章節提到過的，失智症患者往往無法分辨誰是誰，如果已經無法分辨誰是誰，又如何能夠選人做事情呢？所以，中重度失智症患者是沒辦法因為喜歡某個人就願意按照他的要求行事，遇到不喜歡的人就不照他的意思做。

關係就像存摺，多累積才有提取的本錢

身為照顧者，若你跟長輩以往的關係好，照顧起來就會比較順利，即便是他不願意做的事情，也會因為你們關係好而賣面子給你，你也比較不會因為長輩沒有配合某些事情，而放大自己的負面情緒。反過來說，若過去你跟他

關係不好，即使你要他做他樂意做的事情，也不見得可以成功。所以長輩與照顧者的關係正如存摺一樣，多累積一些關係存款，將有助於減輕未來在照顧時的心力負擔。

重點筆記

- 長輩講不聽、我行我素，問題可能出在「講的人是誰」。
- 累積關係存款，不僅當下可以有好的關係，也為未來的照顧奠下好的基礎。

09 為什麼明明很危險，還堅持要騎車？

——只做自己想做的

蘇伯年輕時就很喜歡騎車，尤其忙完一整天下來，騎車吹吹風，總是能讓他放鬆、快樂。退休後，時間變多了，蘇伯更是喜歡騎車到隔壁鄉鎮找以前工作時的老同事聊天。

三年前，一次不小心出了一場小車禍，家人擔心騎車會發生問題，便三番兩次提醒他不要再騎。老人家的個性哪有可能被家人幾句話就說服，還是偷偷騎車，家人見軟的他不聽，就來硬的：藏鑰匙、把車子賣掉。蘇伯見狀便開始賭氣，想要出去，又因為沒車走不遠，最後只好放棄，每天待在家中。

每天待在家裡的蘇伯改成與電視為伍，但電視看久了眼睛也會酸啊，所以演變成閉眼睛的時間反而比看電視的時間更長，兒女要父親不要睡覺，反而被蘇伯嗆說：「我只是在閉目養神。」

女兒回說：「都打呼了，還說是在閉目養神。」

蘇伯更火了：「你們不讓我騎車，還不讓我睡覺。」

為了有沒有睡覺這件事，蘇伯與家人之間經常出現口角，關係也愈來愈差了……

照顧者經常會期望家中長輩按照自己的意思做事情，但這種一廂情願「為了長輩好」的要求，往往不能得到長輩的配合，而長輩一旦不配合，就很容易被貼上「失智症導致性格改變」的標籤。實際上，個案不是在「亂」，是在做自己想做的事，只不過不符合照顧者的期待罷了。

以上面蘇伯的例子來說，家人為的是「安全」，而長輩需要的卻是「自由」，兩邊的衝突到底要怎麼做才能化解呢？其實答案並不是非黑即白，不是只能擇一，灰色地帶裡還有許多其他可能，例如可以在有人協助時，容許他外出，或是跟長輩討論好，在哪些條件之下一定會讓他出去。另外，陪他一起培養其他興趣，來彌補在家空下來的時間，也是不錯的辦法。

若真的失智了，更可能是這樣

失智症的混亂有幾種表現方式，輕、中度階段的失智症病患，比較可能出現「有合理意圖，卻用錯誤方式完成，或做出錯誤結果」的情形。譬如他想要去上廁所，卻往大門口走；拿著鞋子要穿，卻左右穿反；要洗手，卻直接在魚缸或馬桶裡洗（因為知道水可以洗手，卻無法判斷那不是恰當的用水）。

若是更嚴重的失智症患者，則本身可能已經不知道自己在做什麼。他不知道自己在做什麼，所以不太可能按照自己的企圖做有目的的行為。可能會坐著就直接大小便下去，因為他根本不知道要去廁所，所以也不會站起來找廁所。外出迷路了，也不會問人，因為他並不知道自己找不到路，所以也不知道要問人。

適度讓長輩保有自由

很多長輩都這樣，愛做什麼就做什麼，這種個性實際上不容易被改變，相對來說，照顧者改變自己的心態，卻是比較容易的事情。如果長輩做的事情沒有太大的安全疑慮，我們其實可以睜一隻眼，閉一隻眼，接納他們的行為選擇。

如果能夠找出他堅持做什麼（或不做什麼）的原因，或許有機會可以軟化他們堅持的態度。舉例來說，老人家堅持不想裝助聽器，原來是因為聽別人說戴起來都會唧唧叫，那麼我們該做的，就是去找一個不會唧唧叫的助聽器來給他使用（而不是覺得他不願意裝助聽器，就是在亂）。又或者，長輩堅持不使用助行器，我們要去理解背後的原因，是因為他覺得助行器長得很醜嗎？那是不是加上裝飾，弄得漂漂亮亮的，他就會想使用呢？

我們也可以回頭想想，我們在規定長輩行為時，出發點到底是為了自己好，還是為了長輩好呢？我們提出的那些要求，可能讓照顧變得比較容易，為我們自己減少許多麻煩，但卻會限縮了長輩的自由。這就像，某些照護機構因為人力問題，不得已要約束住民的手腳一樣。我相信每一家的照顧者都有自己的困難之處，不能期待每一個家庭都能夠讓長輩完全按照自己想要的方式過活，但做為照顧者的我們，是否能在限制長輩行為的時候，多想想這麼做的目的是什麼，盡量選擇出最適合他們的方式。

照護者的心態，也可能是將太多責任攬在自己身上，認為「我是唯一的照顧者，讓家人變好是我的責任，如果變壞也會加重我的責任」，所以堅持長輩應該做某些事，但長輩卻很強勢不願配合，因此引爆許多衝突。其實，要求長輩配合本來就非常不容易，照護者應該自我調適，要從長輩的角度去思考，讓長輩覺得舒服、自在，這樣大家都會比較快樂。

重點筆記

- 照顧者不只需要關心被照顧者的生理需求，也需要顧及他們的心理需求。
- 若不容易理解長輩的需求，不妨與長輩聊一聊，看看他們想要什麼，以及照顧者能協助到什麼程度。
- 照顧者不要攬太多責任在自己身上，放手，讓長輩覺得自在舒服，關係會比較好。

10 在醫院的表現怎麼和家裡差這麼多？

——相信權威（另類白袍症候群）

阿琴的媽媽賦閒在家，對什麼事情都提不起勁來。她會固定一大早起床去附近學校操場走個幾圈，回家吃完早餐就開始睡回籠覺，睡到中午才起來，這是她提早在六十歲退休後這五、六年來的日常，要她做什麼事情都懶懶散散的，對外界的反應時好時壞。但到醫院來檢測時卻截然不同，每個問題都能夠清楚做答，記憶力也不錯，總分幾乎達到滿分。阿琴對媽媽的表現差異那麼大，滿腹狐疑、不敢置信。

我看診時，經常會讓家屬參與個案失智症衡鑑的進行過程（這並非施測的標準作業流程，若覺不妥，請以標準作業流程處理），一方面，我期待透過這樣做，家屬能夠更了解個案的狀況；另一方面，也可以順勢衛教家屬應該如何觀察和處理個案的問題。因為有時候，家屬沒有親眼看見個案的表現，不會相信他有這麼好的能力。

多年來的經驗，讓我知道自己有時該提醒家屬，請他們等一下觀察，個案在診間的表現會不會比在家裡好。許多家屬在晤談之後都說，不敢相信個案能表現得那麼好，紛紛表示：「在家裡每次問他事情，他總說不知道、忘記了。幾乎不曾看過他在醫院裡做出的這種表現。」

這種情況發生的次數不算少，我認為，其中一個很重要的原因是，大部分的人對穿白袍的人都會比較尊敬，自然也就會比較振作、比較努力去應對，衡鑑結果當然會好。反過來說，在家裡的時候，個案面對的都是自己的晚輩或另一半，當這些人試圖用同樣的問題來詢問他時，你覺得他會認真應對嗎？

若真的失智了，更可能是這樣

失智症病患就不同了，他們的表現會比較有一致性，無論是在家中或是在醫院，結果不會有太顯著的差別，特別是中重度的病患，不容易因環境的改變而改變行為。「見人說人話，見鬼說鬼話」這種行為，要腦筋好的人才做得到。隨著疾病逐漸惡化，在家中和在醫院的差異會愈來愈不明顯，因為疾病侵蝕了他們做出對自己有利反應的能力。因此，也千萬別勉強他們，不要逼他們做自己沒有能力做的事情。在檢查時，很多照顧者會跟病人說：「要回答啊！要想啊！」有些嚴重的病人就是沒有能力去想，所以別再逼他們了。

借力使力讓照護更輕鬆

長輩在家裡和在醫院的表現差異大，從這種行為我們可以更了解長輩的個性，原來是「相信權威」的心理在作祟。所以，照護者可以利用這種心理來讓照護更輕鬆。例如，想要求長輩做什麼事情，由醫療人員來跟長輩說，或者找出醫療人員寫的文章給他看，這樣往往比較容易成功說服。

不過家屬也要當心，有時候長輩會把醫師的話當作聖旨，牢記在心，一直做、做過頭，例如醫師建議長輩多走路、多運動，結果他就整天在外面一直走。還是要提醒長輩，適度就好。

重點筆記

- 長輩在醫師面前和家人面前的表現若天差地遠，可能是相信權威的心態作祟。
- 事前先跟醫院的醫療人員喬好，透過他們的口來勸戒長輩，借力使力，更有機會改變長輩的想法。

11 他怎麼都忘記吃藥？1

——自我感覺良好，不覺得自己需要吃藥

史伯伯是一個自我要求很高的長輩，身體一向很健康，不僅參加台灣的鐵人三項，還經常報名國外的鐵人比賽。七十幾歲的身體鍛鍊得像五十幾歲的身體一樣，幾乎堪稱是對醫院免疫了，過去還常拿自己從來不曾用過健保卡來炫耀，很享受別人羨慕他能夠長期維持健康狀態的毅力。

沒想到在一次小中風之後，兒子榮欣發現父親好像記憶力變差了，特別是每次要他吃藥，他說好，過一陣子卻還是沒吃。因為很擔心父親的情況，榮欣於是帶他來看記憶門診。來到診間，榮欣跟我描述完這類事情之後，我問

了史伯伯一個問題：「你覺得你有生病嗎？」

「我身體好得很，以前我從來沒用過健保卡，我又沒生病幹嘛吃藥呢？」他回答。

我笑了笑，轉頭對榮欣解釋起父親為何不吃藥的原因：「他好像不認為自己生病哦！自認為是病人的人，才會想要吃藥；如果不認為自己是生病的人，根本不會記得要吃藥阿。」

若真的失智了，更可能是這樣

史伯伯針對自己沒吃藥的行為，提出了合理的解釋。但失智症患者就不同了，他們在做不合常理的行為，或說不合常理的話時，當下必定腦筋不太清楚，所以才會做出那些事。也因為當下腦筋不清楚，所以我們在事後詢問時，他們無法說出事情的來龍去脈，以及他們當時為何這樣說或這樣做的原因，只能給出「離離落落」（台語，意思是破碎、不合理）的說法。

直接詢問長輩這麼做的理由

像史伯伯這樣自認健康、覺得不須服藥的狀況，有時候會發生在腦傷的病人身上，他們不會意識到自己腦部曾經受傷所以需要服藥，此時，家屬可能需要思考是否把藥粉加在果汁、牛奶中（請與醫師、藥師討論後再進行）。

另外，一個值得探討的問題是家屬的處理方式。我觀察到，家屬在看到問題行為時，經常都不會詢問長輩這麼做背後的原因，有時則是就算問了，長輩也不一定照實說，導致家屬只看到冰山的一角，而忽略海底下的一整座冰山：從自己的腦海中搜索「忘記吃藥等於失智症」的零碎訊息，而忽略長輩的個性、習慣和過去人生經驗等等可能如何造成了現在的行為。

所以，當家屬在診間提出長輩為什麼會說某些奇怪的話，或為什麼做某些奇怪的行為時，我常會邀請家屬，直接問長輩那件事情的來龍去脈，或是為什麼要這樣做、這樣說？養成詢問長輩的習慣，家屬往往就能釐清問題、更懂長輩的心。

舉例來說，曾有一位個案（母親）的女兒找我抱怨：「家人買給她的衣服她都不穿，真的很奇怪。」

我感覺這個問題沒有很嚴重，便直接問了一下母親本人：「為什麼不穿新衣服呢？」

她回答：「我又沒出去，為什麼要穿新衣服？」

直接問，不就有答案了嗎？

如果長輩頭腦清楚，知道自己在做什麼，通常都能提出合理解釋，說得頭頭是道（注意，判斷合不合理，要站在個案的立場來看，可能從家屬的角度會覺得不正確，但還是要以個案的立場為主）。反之，若他說得不清不楚，不符合邏輯，則可能是腦部出現了問題。

重點筆記

- 長輩「忘記」吃藥，其實可能是覺得自己很健康、不須吃藥。
- 遇到有別於以往或不合乎邏輯的行為、話語，照顧者最好開口詢問，才能清楚長輩問題行為的真正原因。

12 她怎麼都忘記吃藥？2

——沒有更新舊的觀念

最近母親檢查出高血壓，嘉芬於是千叮嚀萬囑咐地跟媽媽說：「妳要吃藥哦！」一個月，兩個月，三個月過去了，每個月嘉芬都看到剩下的藥那麼多，愈來愈擔心母親是不是生病了，怎麼藥都忘記吃，所以帶來找我。

「阿姨，為什麼妳現在都沒在吃藥呢？」我問。

「有啊，我有吃啊！」媽媽回答。

「有吃，怎麼會剩那麼多藥呢？」我問。

嘉芬母親理直氣壯地回答：「我在頭痛的時候，或是心臟跳得比較快的時候就會吃啊。」

嘉芬母親依照自己過去的經驗，誤以為吃藥是為了「治」病，若身體沒有不舒服，就不需要「治」，卻沒有理解到現在的藥物很多是預防性、避免惡化用的，所以就沒有好好服藥。照顧者見狀，就以為長輩沒辦法按照醫囑服藥了。

若真的失智了，更可能是這樣

嚴重的失智症病患，實際上往往無法清楚說出自己不舒服，或是哪裡不舒服，而是會像小孩子一樣，以哭泣、憤怒、躁動不安或長時間躺在床上等行為來表現，也不知道吃藥可以減輕不舒服。例如很多老人家都有吃安眠藥的習慣，但如果是失智症的老人，即使睡不著也不太能夠去找藥來吃，反而出現不配合的行為，要下床、要找人等。家人應該多觀察，摸索出與患者之間的默契，知道個案出現哪些行為，可能就是有哪些需求。

面對言語表達有障礙的失智症病患，家屬需要更加細微地去觀察他們的行為、表情、生活習慣有沒有哪裡特別不一樣。若問他們哪裡不舒服，建議要求患者用「手勢」比出不舒服的位置，而不是要他們用嘴巴說，比較可能成功確認出哪裡不舒服。

耐心解說，幫助長輩與時俱進

為了避免長輩因為對藥物的錯誤理解，造成服藥不確實，家屬（也可以和醫護人員合力）應該耐心跟長輩說明藥物的功能、服用方法及原則，外加說明若不按照醫囑服藥，後續可能會遇到什麼問題，長輩如果知道不服藥的嚴重後果，一般會比較願意好好服藥。

其實，長輩跟不上時代變化、沒有辦法與時俱進，不只出現在不知道藥物的「預防性」功能，以為有不舒服才要吃。科技產品也常常是長輩的罩門，以前看電視只需要一支遙控器，現在卻往往有機上盒和電視機（甚至更多其他機台）的遙控器，與老人家的使用習慣不同，所以他們一直按錯。晚輩以為他們是失智，但其實只是新的東西不會用而已。照顧者應該悉心觀察、了解。

照顧者焦點改變

關於個案的服藥問題，也曾有家屬不解地問我：「為什麼過去都沒發生沒吃藥的問題，但現在卻有？」

我認為原因可能是出在照顧者身上，是照顧者關心的焦點改變了。以往，長輩好手好腳、事事能夠自理，家屬自然不會特別注意他們有沒有按時吃藥（或者，是不是照自己的意思多吃或少吃）。但現在，長輩年紀大了，身體也比較不那麼硬朗，面對這樣的改變，長輩可能不願接受和承認自己的現狀，家人卻很擔心這些伴隨老化而出現的問題，變得想透過藥物或營養品來減緩老化的速度，所以特別關心他們有沒有好好按時服用，也才會因此特別注意到吃藥方面的問題。

又因為對長輩忘記吃藥的事記憶深刻，反而沒注意到他們對其他事情的記憶力還不錯，或者思路很清晰、對事情有自己的一套想法，所以才會貿然做出了「長輩現在有問題」的結論。

重點筆記

- 照顧者清楚解釋藥物的用途，可能會有助於長輩好好服藥。
- 長輩讓人誤以為是失智的問題行為，可能只是他們沒跟上時代的觀念改變，或新科技的使用方式。

13 她怎麼都忘記吃藥？3

——強勢性格，挑想吃的藥吃

「黃心理師，我媽媽常常忘記吃藥。」第一次帶媽媽來的明秀帶著事態嚴重的口吻這麼說道。我先把這問題放在心裡，展開衡鑑的流程。

在測驗過程中，我發現媽媽很有個性、很有主見。有些題目，即使我提供給她其他的選項，她還是堅持要選那個她認定是正確（但其實是錯誤）的答案。測驗後晤談時，媽媽剛好提起自己吃的藥很多，但有些藥很有效，有些藥吃了好幾次，都沒有效果，索性就乾脆不吃了。

「原來，她是在挑藥吃啊！」我回覆明秀最早提出的抱怨：「所以她不是忘記吃，而是自己當醫生，認為有效的藥才吃，不見效果的藥就不吃。」

遇到個案做出類似「挑藥吃」這種有目的性的事情，我經常會站在他們的角度去看問題，只要個案能夠清楚、有邏輯地說明自己的企圖，解釋自己認為是正確的方式，那麼即使那行為不合乎我們的期待，我們可能也不應該把他的想法貼上「大腦有問題」的標籤。事實上，失智症病患少有選擇藥物吃的行為，經常是沒吃藥。特別是重度失智症病患，要他們自己按時吃藥都很困難，更不用說挑藥吃了。

但家屬習慣將類似失智症的問題，都一股腦地歸因給失智症。這樣是無法解決問題的，如果能夠更深入地去理解問題和背後的原因，針對原因下手，很多類似失智症的症狀都有機會獲得妥善的處理。

善用巧思，照顧長輩身體的同時也照顧他們的心

曾有個家屬跟我分享過自己的經驗：各種藥如果一包一包分開裝在藥袋裡，因為家裡的長輩是識字的，所以能讀懂哪些藥物是處理什麼問題，容易區分哪些藥物自己感覺有效，哪幾包藥物對自己好像沒效，慢慢地，就發生挑自己想吃什麼、不想吃什麼藥的情形。後來，得吃的藥更多了，家人改用藥盒分裝每天每餐該服用的藥物，沒有藥袋的線索，長輩只好按時間把藥盒裡的所有藥物吃掉，挑藥吃的情形於是減少了。身為照護者，我們可以觀察長輩挑藥吃的原則是什麼，想出適合的因應辦法。

要提醒的是，會挑藥吃，代表長輩其實非常有個性，認為自己知道什麼對自己最好、什麼是自己不要的。因此，如何在能顧到長輩身體健康的前提

下，尊重長輩挑藥吃的行為，照顧者需要用心取得平衡點。畢竟，照顧長輩，也包含了照顧他們的心，過度違逆他們的意願也是不行的。

重點筆記

- 看見長輩該吃的藥沒吃，照顧者可以想想長輩是不是在挑藥吃。
- 遇到長輩出現問題行為，他若能有條理、有邏輯地解釋自己行為背後的意圖，照顧者就不該輕率地為他貼上「大腦出問題」的標籤。
- 照顧長輩，也包含了照顧他們的心，過度違逆他們的意願也是不行的。

14 他怎麼都忘記自己吃過藥了？

——焦慮性格，以為多吃好得快

另一個與明秀媽媽相反的例子。

看到我，阿逸開門見山就直接說：「我爸爸會忘記自己吃過藥。」在晤談過程中，我感覺到，阿逸的爸爸是很容易焦慮、緊張的個性。仔細一聊更發現，他尤其在意身體上的不舒服，一感覺有什麼不適，馬上就急著要處理，如果家裡沒有適合的藥，或現成的藥吃了沒有明顯改善，他就會衝到診所或附近藥局買成藥。久而久之，他對很多藥物都有了抗藥性，常常吃了醫師開立的劑量後都沒什麼感覺，所以假使處方原本是半粒，他如果還是感覺不舒服，就會再加吃半顆，吃久了，吃一顆也沒效，他就會再加吃一粒，所以往往一個月還沒過一半，就把一整個月的藥吃完了。

阿逸看到一個月還不到藥就吃完了，立刻理所當然地覺得父親是忘記自己吃過藥，又再繼續吃，但實際上，其實是父親因為太擔心自己的身體而吃藥吃過頭了。

這類情況比較容易出現在個性容易擔心、焦慮、不耐久候的病患身上。當他們出現頭暈、頭痛、睡不著、身體酸痛等症狀時，如果有人跟他們說什麼藥有效，或者他們曾吃過什麼藥但這次吃了卻感覺比較沒效，長輩就有可能因此重複吃藥。

急躁影響層面廣，同理心是解方

如果長輩因為急於處理自己身體不適的問題而重複吃藥，照顧者可以介入管理藥物，不要讓長輩自行取藥服用。同時，要讓長輩了解亂吃藥的嚴重性：如果吃太多可能造成藥物過量，而且不同藥物也會有交互作用的問題，都可能會需要掛急診。

急躁的個性不只會反應在重複吃藥、希望快點好，還可能導致長輩重複問同樣的問題、重複做同樣的事情，重複檢查，或者因為緊張而想不起來某人的名字、緊張而找不到東西（例如想找的東西明明放在桌上，卻完全看不到，或者眼鏡明明掛在頭上，卻一直在找眼鏡）。這些行為都容易讓人感覺長輩是失智了。

長輩急躁的個性可能是過去環境形塑而成的。可能是原生家庭有急躁的父母，常常聽到父母親講：「快！快！快來不及了。」「還不快一點，要趕不上公車了。」在這種家庭下長大的孩子，即使不是需要著急的事，也多半會用這樣的態度行事。此外，也有一些長輩，是因為另一半過去嚴格要求要在幾點以前吃到飯，或者本身事情很多，需要短時間內做完。也可能是他們本身就是自我要求很高的人，期望在短時間內完成所有的工作。

家屬在面對急躁的長輩時，一方面可以藉由理解他們的性格和環境因素，來同理他們的心，另一方面，要鼓勵長輩慢下來、深呼吸放鬆，協助他們對急躁的情緒踩煞車，如果家屬本身也急躁起來，等於是火上加油了。

重點筆記

- 重複吃藥可能是長輩性子急、想立即有效，不見得是失智忘記自己吃過藥。
- 容易焦慮、緊張的個性是長期養成，不容易一朝一夕改變，家屬若跟著急，反而容易火上加油。

15 她竟然把東西煮燒焦了？

——熟不熟練的問題

趙太太為了慰勞從美國回來探望家人的女兒，一早起床就開始備菜，除了打算花五六個小時燉一隻老母雞，還打算稍晚再多燒一些拿手好菜。忙著忙著，不知不覺來到了平常的午睡時間，趙太太想，燉雞湯的瓦斯爐開小火繼續煮，反正睡一個多小時就起來，應該沒問題。

結果，可能因為她為了準備這頓大餐給女兒，已經好幾天沒睡好覺，所以當天中午特別好睡，一睡就睡到四點多，鍋子燒紅了，那隻雞也變成了烤雞。

家人非常緊張，決定不要再讓她碰爐火，以免忘記關爐火的事再度發生。後來某次，趙媽媽肚子餓，但家裡湊巧沒其他人能代勞，她想，熱點什麼東西來吃應該沒問題吧。沒想到，又出了意外，這次是把魚湯燒乾，變成烤魚乾了。這樣的例子不時發生，家人都很擔心她是不是得了失智症……

在診間，我經常不厭其煩地提醒家屬：如果家中長輩因為不明原因把東西煮燒焦了，這種事只要發生一次，家屬幾乎都會盡可能地不讓他碰爐火，這麼一來，大家可以想想看，下一次再把東西煮燒焦的機會大不大？我相信，久久做一次的事情一定很容易出錯，一旦下次又不幸燒焦東西，家人會認為長輩是因為不常煮東西，所以不能熟練地使用爐火，還是認為他罹患失智症了呢？

若真的失智了，更可能是這樣

失智症的病患常常丟三落四的，烹煮時也一樣，可能錯把糖當成鹽巴，過去能用煎煮炒炸等不同方式料理食物，現在變得只能用單一種方法處理，而且愈弄愈簡單，生熟的拿捏也會出現問題，以致於家屬得經常協助善後。

不過，即使做事做得亂七八糟，家屬其實還是應該要鼓勵他多做。做的時候，除了在一旁保護他的人身安全之外，還要同時觀察他做事情的品質（請見第38章討論如何觀察做事的品質），進而從做事情的品質中找出問題的可能成因和介入方式。

在一旁協助，而不是阻止他們做

如果對象是一般長輩，而非失智症患者，千萬不要因為長輩某次意外把事情搞砸，就認為他是失智生病。以趙太太為例，比較好的方式應該是讓她繼續煮，但有人在一旁協助觀察，一方面確保她的安全，一方面可以觀察她烹煮的品質，如果發現任何品質上的改變，或許可以做為是否罹患失智症的依據。如果長輩做的是他們不熟悉的事情時，家人更需要留心注意安全，同時這也是很好的機會可以了解長輩真正的能力到哪邊。

對於容易忘記關火的長輩，可以鼓勵長輩使用計時器等小工具來提醒自己。近年來，坊間的大型量販店也有販賣瓦斯開關定時器，固定時間到了會自動關火，這是保護家人的一大利器。

有個重要觀念我前面講過，但這裡想再次強調：原本會做的事，如果久久不做，長輩很可能就會忘記怎麼做（用進廢退）；而且，既有的生活作息，也會因為過去能做但現在被禁止做而改變，空下來的時間往往被拿來睡覺，睡久了又會衍生出其他問題了（見第二篇睡眠因素）。

重點筆記

- 不要因為長輩發生一次意外，就禁止他們做事（例如煮飯、騎車），而是要去思考如何能讓他們安全做事。
- 愈不熟練，就愈容易出錯，能力也會愈容易衰退。

16 她整天看電視，卻說不出電視在演什麼

——電視只是有聲的陪伴者

阿金婆婆是村子裡最有錢的人家，當年，連城市大部分的都市人都還沒有看過電視時，阿金婆婆家裡就已經有電視機了，每到晚上，同村的人都會擠到他們家門口和窗子旁，要看那台會有人跑出來表演的箱子。阿金婆婆那時最愛看歌仔戲、包青天，現在八十幾歲了，還是常常看重播。

住附近的女兒經常回家探望母親，回家看到母親在看電視時，就會隨口問問：「演到哪裡了啊？」有時候，阿金婆婆回答得很清楚，有時候卻又回答得零零落落的，甚至連自己在看什麼節目都說不太出來。

所以，女兒將這點疑惑記在筆記本裡，今年陪媽媽回診時，特地拿這件事情來問我。

其實，八、九十歲的長輩在看電視時，常常會有這類問題：因為老花眼、白內障等視力問題所以看不清楚（或根本看不到）電視在播什麼；由於重聽所以只聽得到零零星星的內容；或是腦子處理訊息的速度跟不上電視節目的速度。這些聽力、視力和腦力問題，都有可能導致長輩沒辦法理解節目內容，或理解的劇情不連貫，不必因為這樣就急著為他們貼上失智的標籤喔。

而且，有時候，電視上的節目會連續好幾個小時不斷重播，長輩早就看膩了，雖然坐在電視機前面，但其實更想睡覺吧。

若真的失智了，更可能是這樣

失智症患者的情況會不太一樣，如果沒有其他因素的影響，他們可能會把電視裡的人當作真的人，跟電視裡的人說起話來。甚至可能連電視開關、選台都不太會，必須由家人幫他們打開電視，他們則是在電視機前，電視演電視的，他們睡他們的。要注意，白天睡覺可能會是讓病患症狀更嚴重的原因之一（見第二篇）。

打破看電視殺時間的習慣

因為沒有什麼想做的事情，所以長輩只好看電視來殺時間，如果可以提供長輩比電視更有樂趣的娛樂，他們就比較不容易走進「睡覺↓惡化↓更愛睡覺↓持續惡化」的循環之中。舉例來說，外出跟鄰居聊天、參加據點活動等，都是可行的方法。

另外一個值得思考的點是，電視對長輩而言，真正的功能到底是什麼？當視力和聽力變差、腦子處理速度變慢，電視已經不再是一個能帶給他娛樂享受的東西，而是一種「有聲的陪伴者」，所以對他而言，現在是哪一台、什麼時候有什麼節目都不重要了。白天，只要電視一開，就一路「看」到晚上睡覺，也不會需要換台。如果把這種心態解釋成他看不懂或是不會選台，都是低估他的能力，誤判他是失智了。

重點筆記

- 長輩看不懂電視內容，可能是因為視力差、聽力差或腦袋處理訊息速度變慢，未必是失智。
- 鼓勵長輩培養其他興趣，才不會白天一直邊看電視邊睡覺，衍生出其他問題。

17 為什麼她總是認錯孫子？

——偏心、重男輕女

許媽媽非常疼她的金孫，也就是長孫金旺。他們家好幾代都只生女兒，好不容易盼到第一個孫子，所以從小就是由她一手帶大，寶貝得不得了。後來，許媽媽的女兒也陸陸續續生了許多男寶寶、女寶寶，因為許媽媽體力還算可以，有好幾個孫子女也都是由許媽媽來照顧。許媽媽年紀漸漸大了，孫子女們也各有各的事業和家庭，散居各地，只有逢年過節才有機會三代同堂聚在一起。平日許媽媽閒著沒事，就躺在床上睡覺。

美芝也是許媽媽帶大的，她如果路過新竹的阿嬤家，總會順道買些東西去給她。

「阿嬤，阿嬤，我回來了。」美芝在床頭邊輕聲喊叫睡覺中的阿嬤。

「金旺，你來了啊！你怎麼有空回來啊？你不是在大陸嗎？」

「阿嬤，我是美芝，不是金旺，妳忘記了嗎？」

類似的事情發生好幾次，讓美芝覺得很奇怪。「難道阿嬤得了失智症嗎？為什麼阿嬤不認得我了？」這疑惑在美芝腦海中不斷地擴大。

過年到了，大家圍爐時，阿嬤忙著包紅包給各個孫子：「金旺來，這包是你的。美芝，妳也有一包，這包是妳的。還有……」

此時，孫女美芝又覺得，阿嬤好像還是很正常，沒有生病的感覺了。

金旺是許媽媽的金孫，心裡想的、惦記的都是他，說白了可能會讓美芝傷心，但實情很可能是：「許媽媽期待金旺回來更甚於期待美芝回來看她。」

類似的情形，有時也會出現在醫學系的學生身上，我在幫醫學系學生上課時，經常會問他們是不是家族裡唯一一個當醫生的？如果是，當這些阿公、阿嬤在叫孫子女這輩人的名字時，便比較可能叫到他們的名字（舉凡是傳統觀念裡能「光宗耀祖」的）。而且，長輩可能不記得其他孫子女的事情，卻比較記得這些醫科的孫子女在哪裡讀書、哪裡工作等等。這又回到我們前面提過的「動機」因素，長輩的心向著誰（因為重男輕女，或唯有讀書高的觀念），記得的動機就會比較強，回答正確的機會自然較多，若是他們比較不關心的孫子女，問與他們有關的問題，長輩答對的機會可能就會減少了。

若真的失智了，更可能是這樣

要理解失智症認錯孫子的行為，我們可以從「年齡」的角度切入。

在教學醫院裡任職時，資深的臨床心理師都會需要幫醫學系學生上些課。有一次，我在課堂上問大家：「你們現在幾歲？」

「二十六。」一位女學生說。

「我比他們老，二十七歲！」另一位男同學回答。

「二十五歲。」還有人說。

我又問：「請問你的孫子叫什麼名字呢？」

「我哪有孫子啊？」他們異口同聲地說道。

失智症病人的狀況也是如此，當他的心理年齡活在過去的某個時間點時，他所知道、認識的所有人、事、物，都會與他「當時自認的年齡」的情形相符，幾乎不會跟他的「未來」（也就是實際上的「目前」）有任何關聯。

當他活在二十幾歲的時空時，他自然不會知道自己五六十歲時有的孫子的名字。即使跟他說：「這是你的孫子，以前跟你住在一起，還是你一手把他帶大的。」他也不太會有什麼特別的感覺。或許他當下會複誦：「這是我的孫子某某某。」但是，過一會兒，他又會再問：「這是誰家的孩子啊？怎麼會在我們家裡？」或是「那麼晚了，這是誰家的孩子，怎麼不回家？」

偏心是人性，照顧者要保護自己的心

比較愛這一個、不喜歡另一個人，這種偏心的心態許多人都有。照顧者想對長輩付出愛，卻又害怕被傷害，夾在這種兩難之下，照顧者往往有苦難言。此時，可以透過家族裡跟長輩比較親的家人提醒他，以減輕對這些受委屈的照顧者的傷害。此外，照顧者自己也要做好心理建設，要了解到，偏心是人的自然本性，幾十年來的觀念不容易改變，所以照護者的自我保護很重要，要看到自己所做的，不要太把長輩說的話往心裡放。如此一來，才能有一個堅強的心，看淡偏心這件事。

重點筆記

- 長輩比較記得誰、總是忘記誰，可能是偏心使然，未必是失智。
- 偏心是人的自然本性，照顧者要保護好自己的心，才不會受傷。

18 為什麼他總是叫錯人名？

——習慣問題

簡阿公最近生病，臥床在家，女兒彩雲是唯一一個住在附近的家人，其他的兒女，有的在大陸，也有的在美國。每天三餐，都是彩雲在家煮好帶過去給簡阿公，阿公習慣了由彩雲張羅三餐，如果還有什麼需要的事，也都叫彩雲協助。

有一年暑假，長年居住美國的女兒彩霞有事返台一個多月，跟簡阿公同住。因此，只要彩霞在家的時間，照顧的大小事就改由她負責。此時，彩霞發現問題了……

「彩雲，妳在哪裡啊？來幫我找我的眼鏡。」阿公叫道。

「爸，我是彩霞，我已經回來好幾天了，現在彩雲回家休息，由我來照顧你。」

「喔，彩霞，妳回來啦。」

過了幾個小時後……

「彩雲，我要起床，幫我！」

「爸，是我彩霞，是我在照顧你，不是彩雲啦。」彩霞耐心地回答，但滿腦子想的卻是「失智症」！

像簡阿公這種叫錯名字的行為，則比較是習慣問題，因為依照過去的經驗，最常見到的是彩雲，所以就自然而然地把彩霞當成是彩雲、一直叫成彩雲的名字了（有關錯認人的狀況，我們還需要考量睡眠問題，將在第二篇做討論）。

善用反習慣的儀式行為

簡阿公因為習慣，所以叫錯名字，其實，習慣還會造成另一種問題。對於生活中經常做、習以為常的事情，我們會變成一種自動化的行為，因為做得太熟悉、太順手，我們反而會做完了，卻沒有意識到自己剛剛有沒有做那件事，變成類似「忘記」的情形。

舉例來說，我們外出都會鎖門，這已經是多年來的習慣，所以不會刻意去關注自己外出時到底有沒有確實將門上鎖。自認記憶力不好的長輩，本來就常懷疑自己生活大小事有沒有做，所以，鎖門經常成了他們「忘記」的事情之一。

當他們說自己「忘記鎖門」，到底是懷疑自己有沒有無意識地鎖了門而不自知，還是真的忘記鎖門？雖然這是兩種不一樣的狀況，但人們常用同樣的話來表達。然而，針對上述兩種情況，介入的方式是不一樣的，如果是前者（懷疑有沒有無意識地做），我們需要讓長輩在鎖完門，多做一個反習慣的儀式行為，讓他察覺到自己已經完成鎖門，例如：可以要他在鎖門之後，再用手指著門說：「我已經鎖門了」，以做確認。若是後者（擔心沒有鎖門），則可以在門口掛一個寫著「出門要鎖門」的板子，鎖完門，再同樣做前述的儀式行為，這樣就可以更萬無一失地確認自己有鎖門了。

重點筆記

- 經常叫錯名字，可能是習慣使然。
- 搭配「反習慣的儀式行為」，可以減少長輩在無意識下做了某事而不自知的情形。

19 為什麼媽媽總是重複說過去的事？

——因為心受傷了

從名字就聽得出來，罔市阿嬤過去的日子是多麼不容易。她自幼就遭到父母親忽略，總是要做的事情最多，休息得最少，辛苦最多，好處最少。大人農忙時，她得背著妹妹煮飯，好吃的東西給其他人吃，她只能在別人吃完之後清菜尾。如果各位讀者曾經看過日本劇《阿信》，她就差不多像阿信小時候那樣。

當時日子苦，父母看在錢的份上，又讓罔市阿嬤嫁給一個有錢但有些障礙的丈夫。嫁過去之後的她遭到公婆一家子的歧視，姑嫂妯娌都把罔市阿嬤當下人看待。罔市阿嬤深深覺得，自己只是換了一個地方住，同樣要做那麼多的事情，而且現在還得忍受冷嘲熱諷的言語傷害。罔市阿嬤每每說起這些事，都會加上一句：「都是自己過去沒燒好香，才回來還債的。」

同樣的內容，罔市阿嬤說了一次又一次，兒孫都因為她重複說這些事情感到十分困擾，很擔心她只記得過去不記得現在，所以帶她來就診。

阿嬤情緒低落，經常沉浸在憂鬱的氛圍之中，處理心的問題可能比處理記憶力的問題來得重要。

家屬輪流傾聽是良藥

有很多長輩過去的家境不好，再加上，在家族裡的輩份較低或重男輕女等因素，所以日子曾經過得非常辛苦。有這樣的人生經驗，會對人生抱持悲觀的想法也是無可厚非，幾十年來的辛酸血淚，不容易因為家人幾句寬慰的話就一掃而空。

所以，當家人期望用「不要想那麼多」、「看開一點」或是「想想看你的兒子、孫子現在多麼孝順」這類的話，來化解多年的心結，不只無法達到目的，反而會讓長輩覺得兒女不想聽自己的話，有遭到拒絕的感受。

我們可以怎麼做呢？身為照護者，請試著去傾聽長輩想要說的內容。如果總是同一個人在接收這些負面訊息，那個人可能也會出現負面想法，所以可以考慮聯合家中有心的家屬輪流傾聽，減輕負擔。

傾聽的時候，試著站在長輩的立場，思考他當時的經歷，千萬別像局外人一樣在旁邊看熱鬧。換做你是他，日子過得那麼苦，你要如何快樂得起來呢？這輩子有可能忘掉那麼長期的苦日子嗎？我們若能想到這些難處，慈悲、憐憫的心便很容易自然流露出來，聆聽者可能聽著聽著就陪長輩一起流淚，讓長輩覺得自己的苦有人能懂，或許能稍為釋懷。

重點筆記

- 長輩總是沉湎過去、不提現在，真正的問題可能是心受傷了。
- 家屬們可以輪流傾聽，用慈悲心、憐憫的心同理長輩過去辛苦的遭遇。

20 為什麼她總是說我不會、我不行、我記不住？

——習得的無助感

劉媽媽小時候因為家裡重男輕女，國小還沒畢業就為了協助家裡務農，而提早離開學校。本來對唸書很有興趣的她，眼看著其他弟弟妹妹們一個個念到大學、師專、博士，自己卻沒有唸書，心裡很自卑。長久以來，這個家幾乎沒有她的聲音，因為有時她想說什麼，一句話還沒說完，就被其他兄弟姊妹插嘴，讓她沒有機會繼續說下去。

為了讓自己被看得起，劉媽媽在二十出頭歲遇到一個高中畢業，又捧著公務員鐵飯碗的男人，就嫁給了他，心想：「嫁給這樣的人，家人總會看得起我了吧！」可是，她沒有仔細了解對方的個性，婚前看起來是相貌堂堂的老實人，婚後卻變了個樣，不時從他口中聽到各種貶低、嘲笑、侮蔑的話。劉媽媽原本以為，可以因為嫁一個念過書的公務員而變得有面子，實際上卻落入了另一個痛苦的深淵，十幾年來，陷在學歷比不上丈夫的自卑感和憂鬱的情緒之中。

後來，一場突如其來的疾病快速地奪去了丈夫的生命，為了扶養孩子，她努力打零工，什麼工作都做過，清潔阿姨、送報紙、撿回收等等，只要能賺錢，來者不拒，就是為了讓孩子多念點書。而孩子也不負母望，念到研究所碩士畢業。雖然生活很不容易，但她終於成功熬到兒子完成學業，不過兒子卻似乎不曾體恤過母親的辛勞。可能，過往父母親的相處過程，只讓他學到了對母親的不尊重。當初丈夫怎麼對待自己，現在好像完全被兒子複製了，對劉媽媽講的話充滿了不屑、不尊重，也經常出現鄙視、貶低她價值的話。

隨著劉媽媽年紀愈來愈大，諸如反應不好、聽力不佳、走路比較慢等生理問題，也慢慢出現，兒子的否定、指責與不耐更多了。不過，細心的媳婦雅玲卻發現，雖然每次跟婆婆對話，婆婆的反應不是說不知道，就是說不會，可是實際上做出來的事看得出她記憶力似乎還不錯，不像婆婆自己嘴巴上說得那麼差。這讓雅玲非常納悶……

劉媽媽的狀況，在心理學上，有一個專有名詞叫做「習得的無助感」。這個詞是在形容，因為無論個案做什麼努力都無法改變現狀，所以他乾脆就不再努力改變，完全被動地接受現狀了。以劉媽媽為例，她的一生不斷遭受否定，被別人認為沒有念過書、什麼都不會、什麼都不知道，這些負面訊息長久形塑出現在的她。當她總是動輒得咎，無論說什麼都遭到別人貶低時，最後便乾脆自我放棄，遇到什麼都說不知道、不會或忘記了，這樣最安全。這類的人也可能會有憂鬱傾向，對人生沒有期待，總是懷抱著自己不夠好等負面情緒。

若真的失智了，更可能是這樣

這類因為習慣被否定而自認一無是處的長輩，基本上日常生活都能正常自理，只有在別人問他問題時，才會開始一股腦地說自己不會、不行。這是因為他在與他人應答時，會落入習得無助感的迴圈之中。失智症的老人家就不同了，他們日常生活的自理都會出問題，不會在別人問他時才顯現問題。

用正面經驗來重建長輩信心

長輩會有習得的無助感，是因為過去頻繁接觸負面經驗，造成他們習慣性地自覺無力去改變現狀。因此，家人們可以在小事上鼓勵、提醒長輩，幫助他們累積更多的正向經驗，感覺自己還是有能力的人，如此才能逐漸培養出自信心。當正向經驗逐漸累積，從小的事情成功，到更大的事情也成功，他們才有可能一步步走出無助的窠臼。

在這過程中，家屬可以觀察哪些是長輩認為重要的事，關於那些事情，他們是否記得，並且鼓勵他們去想、去思考。不要反過來，隨機出問題來考長輩能否正確回答，因為長輩對於自己主動去做的事情或所說的話，會比較有動機記住，若從家屬的角度來出題，經常不會問到長輩有動機回答的問題，結果必然不好。

重點筆記

- 經年累月遭受否定的人生經驗，會使得長輩認定自己不會、不知道，其實他們真正的能力不只如此。
- 在小事情上鼓勵長輩，幫助他們累積正向經驗、建立信心，才能慢慢走出無助感。

21 為什麼同樣的問題才剛回答完，她又一問再問？

——因為太在乎

楚太太一向是一個容易緊張、愛擔心的媽媽，阿倫從小就很清楚地感受到母親這樣子的性格。還記得有一天，十點多，楚太太正在預備午餐，突然在電鍋旁邊看到阿倫的水壺，她一時大驚：「阿倫上學忘記帶水壺！」於是，她馬上放下手邊正在進行的洗菜工作，拿著水壺趕去學校，也不管兒子正在聽課，就要警衛馬上通知阿倫來校門口拿。

長大之後，有次阿倫要去日本出差，楚太太出發前一天晚上便躺在床上一直想：日本天氣會很冷，明天要記得提醒阿倫多帶一些衣服；到機場的高速公路可能會塞車，要叫阿倫早一點出發；還有護照、機票要帶……。想到天都亮了，楚太太還沒擔心完。她早上一看到阿倫就立刻開口問：「外套有沒有帶？機票護照有沒有拿？」

阿倫忍不住生氣地抱怨：「媽，妳昨天就已經說過好幾次了。」

會重複問或重複提某事，往往背後真正的訊息是長輩的關心。特別是傳統的父母親，很在意孩子有沒有吃飽、有沒有穿暖，天黑了還在外面逗留等，所以只要晚輩還沒回家，或是剛回到家不在眼前，就會問這人回來了嗎？若在眼前，就會問吃飽了沒？重複講鄰居家裡的事，這種行為也很常見。雖然對兒女們來說鄰居的事是小事，但對每天生活平淡無奇的長輩而言，鄰居家發生的事情可算是大事，是他們在意、關心的事，所以就會一說再說了。

若真的失智了，更可能是這樣

與一般人想像中的不同，較嚴重的失智症病患其實不太會發生重複問同樣的問題，因為失智症患者很容易就忘記剛剛發生的事，所以剛想到問題要問（問題剛發生），馬上就又忘記了。連問題都記不住，自然便不會有詢問答案的行為了。

鼓勵長輩自己記、自己找答案

除了了解到，長輩會一直問其實是因為太在意，家屬還可以從這個角度思考這種重複問同樣問題的行為：

當別人提供了「問題」的「答案」，但他又再次詢問同樣那個「問題」

時，問題與答案好像被分成了兩個獨立的部分：「問題」＋「答案」，他好像只記得「問題」，卻一直不記得「答案」。可是這不太合乎邏輯，因為，如果記得，應該兩者都記得，要是真的忘記，則應該兩者都忘記才比較合乎邏輯。

那麼，長輩為什麼會一問再問呢？因為，有許多長輩會覺得用問的可以最快得到答案，所以根本不自己去想答案，也不去想剛剛有沒有人回答過了，直接問就好。這樣的情形剛開始發生時，家人可能覺得多回答幾次沒什麼大不了的，但久而久之，就會養成長輩習慣「問」、家人習慣「答」的模式。

這樣的場景也常常出現在醫院，醫護人員做檢查問問題時，經常看到長輩會看著身旁的家人，好像在等待答案似的。形成這種模式，不完全是個案的問題，家屬可能也要負一部分責任，有些家屬會等不及，無法花點時間等待個案思考、反應，就直接幫忙回答。回答久了，個案將失去自主思考的動力，會覺得：「反正每次你都知道，你會說，就讓你說吧！」

時間一久，這種「問」與「答」的連鎖模式會擴展到所有層面，往往此時家屬才驚覺：「為什麼他每件事情都用問的？（或都不自己回答？）」原來是家裡的人「寵」出來的。

所以，如果長輩一直問一樣的問題，我們可以怎麼做呢？長輩關心兒孫吃飽了沒、回家了沒？我們可以回答他，並且觀察當他不需要再擔心了的時候（當兒孫吃飽、回家後），重複問的次數有沒有減少。

如果長輩問的問題不是可以被解決的，例如擔心在外地的兒女，但他們不可能立刻回家，那麼可以請長輩擔心的對象打個電話回家，直接跟長輩說明自己的狀況。

而且，在回答長輩後，試著讓他們自己寫下旁人回答的內容，當長輩再次詢問，兒女可以指著那張他自己寫的紙條，跟他說：「你剛剛已經寫下來了，你可以去看一看！」每次他詢問，都用這樣的方法處理，當長輩不再能從家人口中得到答案，他也只好慢慢改為靠自己了。

重點筆記

- 會重複問或重複提某事，往往背後真正的訊息是長輩的關心。
- 回答完長輩的問題後，可以請長輩自己拿筆記下來，倘若他下次再問，可以請他去看自己寫下的答案。

22 為什麼媽媽一直問什麼時候回診，不是講過了嗎？

——記不住細節

許多照顧者都會因為長輩重複問什麼時候去看病而困擾。

曉卿的媽媽就是這樣。曉卿只要跟媽媽說，下週哪一天要去看門診或哪天要去醫院檢查，媽媽就會間隔幾天問她一次何時要去看醫生。為了減輕困擾，曉卿乾脆在前往醫院前一天才跟媽媽講。這麼做固然減少了很多麻煩，但有個疑惑卻持續在曉卿腦中打轉：「媽媽的記憶力變差了嗎？為什麼都記不起來呢？」

其實曉卿不必過於擔心，研究顯示，記得事情的輪廓，而細節部分相對無法記住，這是正常老化會有的現象。譬如個案可能會知道要去看病，但卻記不住確切的時間，或是要去看哪一科、做什麼檢查等，所以他們會重複詢問，甚至會認定錯誤的檢查項目（實際上長輩可能只知道一種檢查項目）。一天結束時，他們也可能知道當天有出去玩、出去吃東西，但卻說錯去哪裡或吃了什麼東西。

此外，以看病為例，長輩會一直問何時看病，也很可能是因為，長輩一般都不會去記今天是民國幾年幾月幾日，所以當家人告訴他幾月幾日要去看病時，他對於那是幾天之後的事情，根本沒有概念，所以只好一而再、再而三地重複問。實際上重點是他們記得要回診這件事情（事情的輪廓部分），不記得確切是哪一天（細節部分）。

若真的失智了，更可能是這樣

對於剛剛才發生的事情，失智症病患很容易就忘記。可能出了診間門，就忘記剛剛醫師說什麼；更嚴重點的病患，甚至還在診間與醫師對話當中，就忘記醫師說的上一句話了。醫院要求回診的事情，患者往往回家就忘記了，所以他們不太會再提及自己什麼時候要回診的事情。

不一定要提早告知

首先，可以先想想到底要不要告訴他們何時看病！

大部分家屬告訴長輩這件事的目的在於期望長輩趁早準備，擔心一大早長輩在不知情的情況下，又外出找不到人，所以事先告知。結果卻換來長輩從看病日期的好幾天前，或是一個禮拜前，就開始天天詢問，家人苦不堪言。所以，可以晚一點告訴他們，提早一天，或者若不是很急迫的事情，也不需要長時間的預備，一個小時前講就好了，這樣他們重複問的頻率就會比較少。

其次，遇到可能必須提前一、兩個月或更早讓他們知道的事情，則可根據長輩識字與否分為兩種作法：

對識字的長輩，做子女的可以請長輩把預定日的日期和每天的日期寫在同一張紙上，每當他開口問時，便請他自己去比對一下預定日到底是哪一天，而今天又是哪一天？還剩下幾天？

對不識字的長輩，子女可以用「正」字記號註記從今天到預定日有幾天，每天請長輩刪除一槓，如此一來，他們就能明白還有多少天事情才會發生。

特別要記得，不管是寫日期，還是寫「正」字，都要讓長輩親自寫下、自己去看，如果由子女動手記錄，最後還是會變成「長輩問、子女回答」的結果，要讓他們養成習慣，自己寫答案，自己找答案。

重點筆記

- 正常的高齡者會記得事情的輪廓，而某些細節容易記錯或忘記。
- 如須寫下要記得的事情，請讓長輩自己記錄下來，以便養成對自己的事情負責任的態度。

23 為什麼公公變得健忘而且沒反應

——憂鬱影響大

你能想像在短短幾個月內，原本一家三口，變成只剩一個人的情形嗎？康爸就是這樣，兒子罹癌，十幾年來病情反反覆覆，幸好最後終於治癒，家人都鬆了一口氣。沒想到，明明有規律追蹤，幾年後卻再度發現癌細胞，而且已經轉移。在化療、放療以及癌細胞的猛烈攻擊下，兒子什麼也吃不下，瘦成了皮包骨，最後在住進安寧病房三天後離世。難過的康媽陷入沒有好好注意兒子健康的自責情緒裡，整天不斷哭泣。媳婦佩珊忙著處理所有的喪葬事宜，也無暇照顧兩老的情緒。一週之後喪禮結束，死者入土為安。

本以為生活可以慢慢回歸平靜，一個月後的某個早上，佩珊突然接到公公的電話，電話那頭焦急地喊著：「妳媽不行了，快點回來！」

媳婦到家時，婆婆早已經是一具冰冷的遺體，打電話去一一九，前來的救護人員說她已經過世很久了，沒辦法了。原來是婆婆在半夜時發生心肌梗塞，而康爸早上發現她過了平常起床時間一直沒出房門，前去查看，才發現康媽沒了呼吸。

康爸經歷至親相繼過世，家中只剩一個沒有血源關係的媳婦佩珊，每每想到此，就開始啜泣，媳婦也因而搬回來照顧公公。一年之後，佩珊愈來愈覺得康爸的記憶力好像變差了。一年多前，康爸還有能力照顧罹癌的兒子，協助兒子吃藥、看診，現在提醒康爸一些事情，當下他說好，轉頭就忘記了。媳婦上班前弄好午餐放冰箱，讓康爸在中午時自己熱來吃，傍晚下班回來卻發現午餐還在冰箱。連過去每天會吃的藥都忘記要吃了。這些資訊是康爸第一次來看診時，佩珊告訴我的。

三年後的某個下午，我再次遇到康爸。在晤談過程中，佩珊反映康爸的情緒好像平穩多了，我也發現他這次的情緒和反應與之前不一樣，毫不在乎的態度取代了陰霾的面容；而相較於過去都不說話的反應，現在遇到問題就是說忘記了、那個不重要、我不會，但日常生活自理的能力都很好。

在康爸身上我們看到的是，在妻兒過世的初期，他表現出情緒非常低落、提不起興趣、生活無望的氛圍。三年過後，我們看到的則是康爸沒有過去的憂鬱情緒，對生活的事情有反應，卻感覺不到他積極過活的心態。

對於失去人生意義的個案，一般家屬十分不容易介入，原因有二，一方面，在傳統華人社會裡，長輩不容易聽從晚輩的建議，而且內心話也不太會找晚輩說；另一方面，晚輩也不知道該如何處理，所以尋求臨床心理師或諮商心理師的協助是必要的。

憂鬱又名假性失智症

憂鬱也被稱為「假性失智症」（pseudodementia），會有這個名稱，主要是因為憂鬱會造成類似失智症的症狀，包括反應遲鈍，記憶力不好等。不清楚狀況的人，看到個案的表現，經常會誤以為是失智了。

問題行為究竟是失智，還是憂鬱、沒有動機所導致，確實不容易分辨。曾經有個兒子跟我描述自己母親都忘記吃藥，經過我仔細了解，才發現她其實是有很嚴重的憂鬱症。各位讀者可以想想看，若憂鬱到很嚴重、有想死的念頭，怎麼還會想吃藥、讓自己好起來繼續受苦呢？

日本和田秀樹醫師在《他是憂鬱，不是失智了》第五十九頁提到：

假性失智通常能清楚劃定出「是從〇月左右開始變得奇怪」的分界線，從病發到就醫的期間多半也比較短；失智症一般則很難確認是從「何時開始發生的」，從發病到就醫的時間也拉得長。

假性失智症可能可以追溯到明顯某起引發憂鬱的事件，也或許可能長期就有憂鬱的困擾。常見的行為表現有，常說不知道、忘記了，對許多事情喪失興趣，整天無精打采、吃很少、睡很多，不想跟別人說話或互動。有些憂鬱嚴重的病患連洗澡也不願意。

特別值得一提的是，在臨床上，也遇過有些人在巨大心理創傷之後一蹶不振，久而久之真的被診斷為失智症。所以，家屬應該積極處理老人的憂鬱問題，而不是覺得他只是心情不好就輕忽了。

憂鬱助長問題行為

在臨床上，若憂鬱症未達非常嚴重時，照顧者可以有幾個方向去思考個案到底是憂鬱，還是失智。包括：個案是否可以執行日常生活基本的能力，洗澡、如廁清潔、自我儀容的打理。一般來說，憂鬱的人還具備這些最基本的生活能力，但家人其他再多的要求，他也不會想要做了。

根據臨床觀察，罹患失智症患者約有五分之一在初期會有憂鬱症，而血管型失智症罹患憂鬱症的比率更高。教育程度高的人，對於自己能力好壞的敏感度相對比一般人高，一旦經常出現記憶力問題，就容易懷疑自己是否罹患失智症。當他們被確診為失智症初期，也比較有可能因為憂鬱而有反應遲鈍、不想做任何事情、自理狀況不佳、不想洗澡或吃飯等問題行為，家人看到可能會誤以為他們失智症快速惡化，其實，那些都是憂鬱助長的。

至於嚴重的失智症患者，可能比較會出現不太適當的情緒表達，例如別人在辦喪事，他卻在場笑呵呵（見第44章），又或者莫名其妙生氣，不知道在氣什麼，甚至到後期則可能呈現呆滯狀態，沒有反應。

藥物與陪伴雙管齊下

面對同時表現出憂鬱情緒的輕度失智症，或純粹老人憂鬱症的病患，除了給予抗憂鬱藥物之外，要盡量避免留他一個人在家中，因為憂鬱的人一旦獨處，往往會整個腦袋充滿負面想法。家人適度的陪伴，或是去日間照顧中心、參加據點活動，都能有助於舒緩病患的低落情緒。

重點筆記

- 憂鬱也有可能導致長輩出現反應不佳、無精打采、不想做任何事情等類似失智的問題行為。
- 避免讓憂鬱的長輩獨處，家人輪流陪伴或去日間照護中心，都是不錯的選擇。

24 為什麼上週末才回去，媽媽卻說我好久沒回家？

——情緒勒索

母親孤單一個人住在鄉下，文龍在中科上班，即使有假，太太和女兒也需要他的陪伴，所以他一個月才能回彰化老家一趟，每次母親都很期待這一天的到來，還會特地燉文龍喜歡吃的香菇雞湯給他吃。

好幾次，他回台中之後沒幾天，文龍打電話回家，母親就會加上這句：

「你好久沒回來了！」

「為什麼幾天前才看到她，她卻說我好久沒回去？」文龍納悶地想著。

正向心理學的研究顯示，人們會關注負面訊息多過於關注正面訊息。這一段小故事中，文龍關注到的負面訊息是：母親說他很久沒回來了！卻忽略了其他正面訊息，例如記得文龍什麼時候回來，並且為文龍燉出一鍋香噴噴的香菇雞湯。很多家屬也都跟文龍一樣，會特別注意到個案記憶力不好的部分，卻忽略了記憶力表現良好的時候，所以我在診間，經常會提醒家屬打破這個盲點，幫助家屬用更持平的角度，去找出個案真正的問題。

而文龍的媽媽為何會這樣說呢？

我們可以用最近很夯的名詞「情緒勒索」來解釋媽媽的行為。長輩不一定會直接要求兒女回家，但會用拐彎抹角、迂迴的方法去讓兒女覺得應該要常常回來。有些長輩會用身體不舒服，來引誘晚輩帶自己去看病，但醫院檢查完都說他沒事。或者像文龍媽媽，則是對兒子說他「很久沒回來了」，期待他覺得內疚、經常回家看她，只是萬萬沒想到，兒子卻因此誤以為她有失智症。

留意長輩不經意的言行

如何判斷這句「你好久沒回家了」是情緒勒索，還是失智症狀呢？

我們在觀察一個人的言行時，容易只看表面，較少進一步分析這麼做或這麼說背後的出發點，然而，這個藏在背後的原因才是我們真正需要著力的地方。這句「你好久沒回家了」常常是刻意說出來的，而我們要看的是她不經意做出來或說出來的事情，譬如她可能會問「孫子上次感冒，現在有沒有好一點呢？」或是，上次孫子說好喜歡吃阿嬤煮的麵，所以這週回家她又特地煮了同樣的麵要給孫子吃。像這些由衷的關懷，是很難刻意不說或不做的，反倒成為我們觀察的好指標。此外，刻意做出來的情緒勒索行為，往往也都是對長輩自己有利，對子女具有傷害性的（可能是子女會覺得自己不孝而自責，或是要花很多時間、金錢來滿足長輩話裡的期待），這也是另一個指標來判斷他們所說的話是不是情緒勒索。

設定界線，拒絕情緒勒索

遇到喜歡情緒勒索的長輩，做兒女的心理建設是很重要的，對於事情的先後次序要拿定主意。我常用一個例子來比喻：飛機起飛時固定會播放一段逃生影片，影片告訴我們，氧氣面罩落下後，如果我們身旁有小孩，應先將自己戴好面罩，再去協助小孩子戴。因為，如果我們沒先把自己的事處理好，就無法很妥善地去處理其他人的事。

同樣的道理也可套用在照顧上，倘若兒女自己的事（包括工作、家庭、休閒娛樂等）都顧不好，怎麼能夠有心思去照顧長輩呢？要設定好界線，面對父母親提出的過度要求，晚輩可能需要委婉地拒絕，此時，心裡面不要認為自己是不孝的孩子。

人際關係的界線模糊，經常起因於一個願打，一個願挨。長輩很清楚，某個小孩會吃這一套，所以專門用這一套來治這個小孩。當兒女能夠畫出清楚的界線時，長輩也會逐漸知道，這一套對你來說已經沒有用，便不會再經常使用情緒勒索的手段了。

所以做兒女的需要堅持自己的立場，面對無法協助的事，或是自己有其他更重要的事情要做時，應該用委婉而堅定的口吻說明並且拒絕。若有需要也可以委請親朋好友協助。事後，也要自我鼓勵，拒絕不是因為不孝順他，而是因為什麼原因無法及時回來，或是無法幫他的忙。

重點筆記

- 對於情緒勒索，沒有供應（兒女沒有每次都完成父母的心願），就不會有需求（父母便不會再對兒女進行情緒勒索）。
- 兒女要先照顧好自己，才有能力去照顧長輩。
- 若自己真的不方便，也要婉轉說明，並且請親友協助。

做兒女的需要堅持自己的立場，
面對無法協助的事，或是自己有其他更重要的事情要做時，
應該清楚說明，並委婉而堅定地拒絕，
心裡面不要認為自己是不孝的孩子。

25 媽媽怎麼會把鑰匙冰進冰箱裡？

——急躁性格

七十歲的雅寧常常東西拿到哪裡放到哪裡，在廁所找到剪刀、在廚房看到指甲剪，這類的事情不時就上演。

上次，她正在煎的魚還沒煎好，就想到下一道菜要弄洋蔥，所以趁煎魚的空檔剝起了洋蔥，洋蔥剛剝完又想到冰箱裡有些肉要切絲跟洋蔥一起炒，轉頭打開冰箱，卻忘記自己要拿什麼，此時，魚已經燒焦了。

這天，她騎腳踏車去市場，停車後，怕晚到買不到新鮮的肉，於是急急忙忙往肉攤衝去，買完菜卻找不到自己早先把車子停在哪裡，又花了半小時才找到腳踏車。剛買的肉為此在外面多曬了半小時，所以她騎車到家開門後，第一件事就是把肉往冷凍室塞，結果連同鑰匙也一起放進了冰箱。想拿眼鏡來看報紙，那眼鏡明明就在桌上，她也沒看到，還一直在桌上找眼鏡。

這類忘東忘西、東西亂放、煮燒焦、鑰匙冰進冰箱等行為，很容易被誤以為是失智症，但追根究底，其實是急躁惹的禍。因為急躁，所以手上正在做A，腦子卻想著B，A做到一半，就忙著去做B，手上的A就這麼搞砸了。

而且，人在急躁時，會出現在認知心理學中的一種現象——認知窄化。人的視野會變窄、變小，所以即使想找的東西明明就在眼前（例如就放在桌上或是掛在頭上），也不見得會看到或想到。

有些急躁的人會說，他們想快點把事情做完，是因為快點做完就可以休息，但事實上，做完以後，他們還會再找其他事情來做，一刻也不得閒。當他們沒事的時候，還會懷疑或擔心自己有沒有什麼該做的事忘了做。

個性急躁的長輩從前還年輕的時候，大腦或許可以如此快速地轉換工作項目，或是快速反應需要記憶的事件。當年紀大了，本來只需要五秒鐘就可以想到的事，可能需要更長的時間才想得到，但因為過去一向急躁行事，如果自己五秒鐘內沒想起來，就覺得自己生病了。

雪上加霜的是，當他們愈急躁，就會愈不利他們的記憶力，愈想不到則愈急躁，如此惡性循環，便會讓他們的負面經驗變多，愈來愈相信自己的記憶力真的有問題。

若真的失智了，更可能是這樣

失智症患者即使在不急躁的時候，也會出現亂放東西的問題，原因在於他是認知能力確實出問題，所以才會把東西放錯位置（例如鑰匙放冰箱），並不是急躁造成的。對失智症的病患，可以用圖提示他東西應該放在哪裡，譬如把鞋子照片貼在他該放鞋子的地方，鑰匙照片貼在放鑰匙的地方，以方便他記憶。

協助長輩跳脫急躁情境，慢慢解決問題

判斷老年人是否急躁時，我們可以觀察看看他們有沒有下述行為：吃東西是否囫圇吞棗，一口食物沒嚼幾下就吞下去了，或是一頓飯大概三、五分鐘

內就吃完了。走路開車都非常急促，闖紅燈，遇到別人不守規矩就開罵，自己卻經常不守交通規則到處鑽。說話經常說出傷人的話，或是很多人都不想跟他說話等等。

很多時候，長輩不覺得自己是急躁的，因為這樣的性格已經跟著他幾十年，他都習慣了。所以我在診間裡，有時是經由陪同家屬的證詞，才證實了個案的急躁性格。

又有些長輩會說，現在退休了，沒事做了，所以不會急了。事實上，急躁的行為表現是一種潛在的習慣，是由內而外產生出來的，這種行為模式不會因為沒有事情做就消失，可能只是因為退休後要做的事情比較少，他們就以為自己退休後沒有那麼急躁，但在需要做事情的時候，本性還是會顯露出來。

遇到長輩因為急躁而誤事時，家屬可以怎麼做呢？舉例來說，長輩有可能買肉回家，因為急著將肉放進冷凍庫，所以把鑰匙一併放進冷凍庫了。家屬協助找鑰匙時，便可以詢問長輩最後一次使用或看到鑰匙的時間為何，再追蹤他後續的路徑、去過哪些地方、做了哪些事情，便比較容易找到鑰匙。

建議家屬提醒長輩放慢步調，鼓勵長輩慢慢想，想不到時就先去做其他事情，離開引起焦慮的情境。等壓力降低，焦躁的心平穩之後，腦中可能就自然蹦出答案來了。記得不要直接給予答案，避免他們習慣靠家人幫他們記住事情。

最後補充一句，對於這些常找不到東西的長輩，習慣不好（東西用到哪，放到哪），可能才是問題的主因。所以東西要放固定的地方，才是找不到東西的解決之道。

重點筆記

- 長輩找不到東西、東西亂放等問題行為，可能是焦躁造成的。
- 焦躁個性是環境、家庭或個人因素長久形塑而成，不容易改變。

26 他／她的行為怎麼變得這麼怪異？

——壓力的影響

我在臨床上曾遇過一位阿嬤，在診間測驗她的認知能力時，連簡單的減法計算都沒辦法完成。但據我了解，她家是開雜貨店的，平時都還可以正常找錢給來買東西的鄰居，能力應該不只這樣才對，於是我問了一個與題目無關的問題：「阿嬤，妳會緊張嗎？」此時，阿嬤點了點頭！我才想到，診間裡除了我，還有另外三個實習醫生，對阿嬤來說，面對醫院穿白袍的人就已經是一種壓力，更何況同時面對四個穿白袍的，壓力更大，再加上已經幾十年沒考過試了，所以在回答問題時，整個腦子完完全全被緊張、壓力占滿，當然會出現無法思考的情形。

又有一次，我在診間遇到一位王阿伯，陪他前來的兒子阿明一看到我，就對我細數父親最近出現的許多異常行為。

「我爸本來好好的，最近常常白天莫名其妙開始哭，半夜還會突然把全家人都叫醒，沒頭沒腦地問我存摺的事情。而且，還疑神疑鬼的，懷疑別人偷他的錢，拿同樣的問題一直問、一直問。」阿明愈說愈擔心：「我爸是不是失智了呀？」

雖然阿明說的症狀很像失智症患者會有的行為，但我先不下定論，試著從王阿伯日常生活的其他細節，來找尋能解釋這些行為的線索。在仔細了解後才知道，原來王阿伯最近接到了一通詐騙電話。雖然他的錢沒有真的被騙走，但想到自己一輩子打拚下來的財產差點化為烏有，他受到很大的驚嚇，才會行為舉止變得那麼奇怪。

上述兩則故事，都是壓力導致行為異常的案例。其實，日常生活中發生的各種小事對很多長輩來說，都可能造成很大的壓力。有些長輩從小到大沒有經歷過考試，所以光是想到隔天要去醫院做檢查、衡鑑，前一晚就睡不好了。也可能為了隔天要出門玩，或是要拜拜覺得緊張，擔心自己少帶了什麼、擔心睡過頭，還是少買了什麼供品之類的。這些大部分人認為微不足道的事情，在很多長輩身上其實是大事呢。

若真的失智了，更可能是這樣

一般長輩如果壓力源消失，就不太會有明顯的問題行為，反觀失智症患者，則不會因為環境改變（壓力消失）就恢復正常的自理能力。

值得一提的是，最好盡量避免讓失智長輩感受到太多壓力（特別是巨大的壓力），這件事很重要，因為壓力可能導致問題行為變得更頻繁或更嚴重。不過，有時候，對一般人來說不是壓力的事情，對失智患者卻已經構成壓力。舉例來說，家人出於關心，時常藉由對長輩提問、要他們回答，來確認他們失智的情況是否有惡化，但一直重複問同樣的問題可能就足已構成壓力。又諸如換環境、找不到東西、他不想洗澡卻逼他洗澡，或是看到陌生人等小事，對他們來說都可能是壓力。（這些壓力不見得會造成他們行為混亂，但可能讓他們覺得很煩。）

壓力導致反常表現

許多長輩可能過去比較少經歷壓力事件，或是過去的壓力事件曾帶來不好的經驗，所以變得對小事情就極度焦慮，這就像佛洛伊德理論中提到的一種防禦機轉，稱作「退化作用」（Regression），意指「人遇到挫折時，會表現出成年人不該有的幼稚反應」，而這樣的反應模式不一定是最適當的。他們在壓力下的表現，不僅不會好，有時還可能相當原始，例如不知所措、哭泣、像當機般呆滯，或表現出不太合乎常態的反應，而這些行為已經成為因應壓力事件的習慣反應，要修正或改變不太容易。

因此，我們看到長輩出現經常會被指認為失智症的問題行為時（哭泣、重複檢查、重複問同樣的問題、怕東西被偷等），我們要考慮到可能不是失智症，而是壓力造成的。

發現家中長輩的問題行為時，我們可以先想想，他是不是一個不容易處理壓力的人。其次，要觀察在一般常態（沒有壓力）的狀況之下，他會不會也同樣出現怪異的反應，如果沒壓力也有怪異行為，那就有失智的可能。在這裡我想特別提醒的是，在思考長輩是不是有壓力時，對壓力的定義，要從長輩的角度來看。藉此來釐清個案的問題到底是壓力下的反應，還是一般生病的症狀。

當長輩處在壓力之下時，做子女的可以在旁陪伴，適度安撫，協助釐清問題，幫助長輩找出如何避免問題再度發生（例如手機安裝 Whoscall 這種APP，可以偵測詐騙集團電話，或者叫詐騙集團打給兒子）。

照顧者可以試著去同理長輩的壓力（即使長輩的壓力可能來自你看起來很小、不重要的事情），因為一旦長輩的心情和壓力得到認同、被正視，他們的壓力也會減輕，問題行為也就往往跟著減少了。

重點筆記

- 每個人因應壓力事件的方式都不一樣，若出現非常態的反應模式，千萬別認為他一定是生病了。
- 即使是你眼中微不足道的小事，對長輩來說，也可能是足以引發問題行為的壓力。

照顧者可以試著同理長輩的壓力，
即使那壓力源可能是你覺得很小、不重要的事情。
一旦長輩的心情和壓力得到認同、被正視，
問題行為往往也就跟著減少了。

第二篇

睡眠因素

彰化基督教醫院記憶門診的研究發現，有五十三．一%的來診者經常處於白天睡眠的情況[1]，白天睡覺對長輩的影響非常大，可能導致幻覺、人時地混亂等問題行為。

27 阿爸怎麼開始胡言亂語？

——意識不清的喚醒

錫安的爸爸任公職多年，一直很想退休。幾年前，政府的優退法令好不容易頒布下來，錫安的爸爸馬上就提出申請，也如願以償地順利退休了。

退休後的頭幾個月，爸爸早上一起床就去運動、看報紙，從事園藝。每天都過得很充實，不料有天在剪除家門口的大榕樹時，突然重心不穩從梯子上跌了下來。家人趕緊將他送急診，檢查結果沒有什麼大礙，只有左大腿外側瘀青一大片，但他連走路都喊痛，回到家後，只能躺床休息，翻個身都痛得哇哇叫。從沒喊過痛的父親，這次跌倒竟然讓他痛成這個樣子，家人看了都於心不忍，於是要他整天躺在床上休息。沒想到半年之後，錫安再度帶父親回到醫院，不過這次卻不是看復健科或骨科的問題，反而來掛記憶門診。

經過醫師做了一些初步的問診，後續血液和電腦斷層檢查也都沒有什麼特別的發現，最後一關就是來到我這裡做神經心理衡鑑。

「我爸好像得到失智症！」衡鑑當天，一進診間錫安就如此說道。

「要不要說說父親發生了什麼事呢？」我問。

錫安把退休到受傷後所發生的事都講了一遍，然後一一細數起最近發生在父親身上的「症狀」：

「他會搞不清楚時間，半夜起來說要上班。」

「老是忘東忘西；吃過飯，還說沒吃！」

「可是他在過年時，卻都不像生病的樣子，還一直要孩子、孫子多吃一點。」

類似錫安爸爸這樣的情況，在我們記憶門診的神經心理衡鑑中，並不罕見。長輩可能因為一個跌倒、感冒或肺炎，雖然沒有影響到腦部，卻改變了原本的正常作息，變成成天躺在床上休息。有些長輩一開始可能是在沙發上打瞌睡，但家人鼓勵他們：「要睡就去床上睡。」或者「你身體還沒復原，不要下床。」即使他已經可以自主行動了，家人也可能因為他曾有走路不穩而跌倒的「前科」，要他多休息。

於是，漸漸地，長輩睡覺的時間愈變愈長。在這裡說的「愈來愈長」並不是今天和明天的比較，或是這個月與下個月的差別，而是兩年、三年或是五年來的改變。睡覺已經變成長輩的日常，取代了他原有的作息。

幾乎所有的家屬都會忽略掉這樣的作息改變，卻會在失智症狀逐漸浮現時，開始懷疑他們是不是失智了？

回到錫安爸爸的「症狀」，我建議錫安：「先試試，不要只看行為本身，而是要去思考這問題是多久以前開始發生的，發生的當下是什麼樣的脈絡（人事時地物）。」

錫安的爸爸從能正常生活演變成言行異常，不過短短半年，一般阿茲海默症的病程不會發展得這麼快。因此，爸爸在短時間內就出現那些症狀，原因恐怕來自外在因素——睡眠。

許多症狀與失智症類似，造成誤會

錫安父親的症狀，在睡眠醫學中有一個專有名詞來形容，叫做「意識不清的喚醒」（confusional arousal）又稱為「睡眠酩酊」（sleep drunkenness）或「睡眠遲惰」（sleep inertia）[2]。意識不清的喚醒發生在入睡後的最初一兩個小時，患者剛從深度睡眠中醒覺過來，卻沒辦法完全清醒，在意識不清的狀態下，說些莫名其妙的話或做些不合理的舉動，但事後本身卻不太記得自己做了什麼。

意識不清的喚醒在十五至二十四歲人口中的患病率為百分之六，而在六十五歲以上人口當中，患病率為百分之一[3]。雖然六十五歲以上有這種疾病的人僅有百分之一，但據我在臨床上的觀察，隨著年齡的增長，個案日間睡眠的機會增加，照顧者便經常有可能看到意識不清的喚醒發生在老年人身上。但是因為社會大眾很少聽過這問題，卻普遍具備失智症的基本知識，於是，明明是一個也會出現在正常人身上的睡眠問題，倘若出現在長輩身上，便可能被誤認為失智症了。

若仔細探究「意識不清的喚醒」的症狀，或許不難理解為什麼它那麼容易被視為失智症，因為確實有許多地方與失智症類似。當個案剛從睡眠狀態中醒來，昏昏欲睡、半睡半醒的他會出現諸如下述的症狀[4]：

1. 思考和動作遲緩。
2. 記憶變差，忘記自己剛剛做過的事：吃飽說沒吃，沒吃說吃飽了。
3. 時間混淆：睡醒之後便以為是早上（其實明明是半夜），或是睡醒之後就要外出工作。
4. 地點混淆：不認得自己的家、找不到自家中的廁所、房間。
5. 對人物混淆：不認識或是叫錯自己的家人、外勞。

這些症狀可能持續至睡醒後二到四個小時才結束，長輩若能持續維持清醒狀態超過兩到四個小時，症狀便可以改善。也就是說，家中長輩如果白天睡覺的機會很多，不容易長時間維持清醒，便有可能在一天之中多次出現類似的症狀。如果個案白天睡太多導致晚上睡不好，常常睡睡醒醒，那麼這些症狀便有可能發生在他半夜醒來的時候了。但不論是發生在白天或半夜，照顧者看到都容易誤以為長輩是失智。

因此，當長輩說些顛三倒四的話、做些莫名其妙的行為，照顧者要特別留意這些行為發生的情境：長輩剛才是不是在睡覺呢？生活作息的問題比失智症還容易處理，若遇到類似的症狀，試著先調整生活作息可能會解決部分的問題喔！

重點筆記

- 當長輩出現類似失智的行為時，照顧者除了留意行為本身，更要注意思考這問題是多久以前開始發生的，以及發生當下的脈絡（人事時地物）。
- 小心別把「意識不清的喚醒」誤認為失智症。
- 調整作息就有可能減輕長輩的問題行為。
- 長輩在睡醒時可能因為走路不穩或是上述症狀而跌倒，要特別小心。

28 阿嬤怎麼頻頻看到鬼?!

——睡前幻覺和睡醒幻覺

晚飯後，許媽媽跟著家人一起坐在客廳看電視，看著看著，許媽媽的眼皮也愈來愈重，抬頭一看時間，原來已經來到平常的睡覺時間，所以她說了一句：「我袂來去睏阿（我要去睡覺了）。」便往房間走去。幾分鐘後，許媽媽又走回來，對著家人說：「床上好多人，我睡不上去。」嚇得媳婦擔心家裡是不是卡到陰，隔天趕緊去找隔壁的法師來處理。處理後幾天好像有效，但過沒幾天又出現同樣的問題。幾次下來，家人發現民間習俗沒用，才想到要來醫院檢查，一看到我就憂心忡忡地問：「我媽媽是不是失智了……」

還有一位張太太也說自己看到不存在的東西。她來診間的時候，很困擾地對我說：「我半夜兩、三點醒來的時候，會看到一些東西（視幻覺），而在四、五點醒來的時候，卻不會看到東西。」我聽完她的陳述，便進一步追問：「妳在一整天裡的其他時間還會看到類似的東西嗎？」

張太太偏著頭想了想，回答道：「被你這麼一問，確實都是半夜兩三點才發生，其他時間都沒看過這類的東西。」站在一旁的媳婦也認真點頭證實婆婆的說法，她們不解地問：「為什麼會看到這些幻覺呢，是不是失智了？」

面對類似許媽媽、張太太的個案和家屬，我的第一反應都是先請他們別緊張，如果還知道自己看到的那些東西不是真的，而且會告訴家人他們遇到這樣的困擾，那麼問題的成因更可能是與「睡眠」有關。

需注意能否預測出現時間、能否記得幻覺內容

針對可以預測何時會發生的幻覺，睡眠醫學給了兩個專有名詞「睡前幻覺」（hypnagogic hallucination）和「睡醒幻覺」（hypnopompic hallucination），指的是在睡眠開始時（睡前狀態）或覺醒時（睡醒狀態）發生的生動感覺經歷，其實這是正常人也會出現的幻覺。這類幻覺最經常以視幻覺的形式出現，但也可能是聽幻覺或觸幻覺[2]：

1. 視幻覺：看到模糊的陰影、不清楚的形狀或顏色，或清楚形狀的複雜圖像（例如看到圓圈、臉孔、人物或動物）。圖像可能大小固定，也可能變大變小，顏色則有可能是黑白或其他顏色。

2. 聽幻覺：模糊的聲音、帶有威脅意含的句子，或複雜的旋律。
3. 觸幻覺：覺得身上有螞蟻或蟲子在爬。

有了這個背景知識，我們再回頭來看看許媽媽和張太太的案例。從這兩個故事可以延伸出幾個問題：我們是否可以預期阿茲海默症患者何時會出現幻覺？如果可以預測幻覺出現的時機，還能算是失智症嗎？其次，如果是失智症造成的幻覺，他可以記得幻覺的內容嗎？

一般失智症所造成的幻覺是無法被預測何時會出現，或是出現的場合在哪裡。而且，應該是中重度失智症患者，才會像張太太那樣看到幻覺。不過，如果個案已經達到中重度失智症的程度，他的記憶力無法記得幻覺內容和出現的時間，若個案記得這些，幻覺就不應該是失智症所引起的，可能的原因便是睡前幻覺或睡醒幻覺。

要分辨到底是失智還是睡眠因素，我們可以留意長輩發生幻覺的時間點，例如長輩是不是剛起床，或剛從椅子上打瞌睡醒來時，指著某處說那裡有東西，但別人都看不到。

一般而言，醫師會給予抗精神病的藥物，來減少幻覺的發生。除了藥物介入之外，我們也可以試著從更根本的地方解決這問題：生活作息。大致上，若白天有活動做，可能會讓長輩白天累一點，晚上的睡眠時間便可以持續長一點，減少夜眠中斷造成的幻覺。也可以想想看，長輩的睡眠作息為什麼會亂掉？是因為身體不舒服、藥物副作用？還是因為心裡有事，所以才會睡不好、作息亂掉？了解原因，才能有效解決問題。

重點筆記

- 看到不存在的東西，可能與睡眠有關。
- 讓長輩白天有事可做，減少白天睡覺的機會，可能可以減少晚上睡覺中斷所導致的睡前幻覺或睡醒幻覺。

29 爸媽為什麼說些莫須有的事？

——夢魘

王翔陪父親來看診，在診間裡，他說起一件兩個月以前父親發生的事：父親突然要王翔帶他去台中，說是要還錢給一個朋友，可是到了台中那位朋友家，詢問之下，對方竟然表示沒這件事。讓王翔覺得十分奇怪。

類似狀況也發生在芳如的媽媽身上。芳如也說到，有一次，媽媽在家突然開始大喊：「有人在追殺我們緯緯（小孫女的名字）。」媽媽神色很緊張，卻又講不出前因後果，直到媽媽與小孫女通過電話、確認她平安無事之後，才終於放心平靜下來。

聽到這類故事，我通常會請問家屬：「他／她剛剛在做什麼呢？」而家人往往會回答：「剛剛在打瞌睡。」或說：「在床上躺著。」

為什麼個案會無緣無故覺得家人遇害，或是有一些虛構的想法出現呢？「夢魘」或許就是答案。

分辨夢魘與譫妄的差異

夢魘是人在睡眠狀態下經歷的恐怖夢境或令人不安的心理經驗，通常可能把睡夢中的人嚇醒。夢魘的內容最常涉及迫在眉睫的危險、被攻擊或遭到什麼東西追逐，而且隨著夢境的發展，變得愈來愈具有威脅性且令人恐懼。恐懼或焦慮等情緒經常伴隨夢魘產生，有時也可能有悲傷、憤怒和煩躁的感受。由於個案醒過來的當下，往往是夢境最危急、情緒張力最大的時候，所以他們經常一覺醒來馬上急著要去做什麼事，或是趕著要家人幫自己做什麼事，但忙了半天最後才發現那是不存在的問題。如果遇到長輩有夢魘，試著找到證據去跟長輩解釋那個問題不是真的，應該可以撫平長輩的激動情緒。

相反地，如果長輩情緒激動，且無法描述自己要做什麼事，也無法藉由環境的改變（如上述小孫女的報平安、問清楚欠錢的事）來撫平情緒，那就要懷疑可能是「譫妄」。譫妄發作時，人也可能有人時地混亂的情形，甚至出現暴力行為、幻覺以及其他問題行為。譫妄主要是生理所造成的，例如電解質不平衡、感染、營養不良、缺水及失眠等原因，當生理問題獲得解決了以後，個案的譫妄現象便會減輕。症狀出現的時間短則兩三天，長則可能有一個月之久，如果沒有妥善處理，甚至可能會有生命危險。

重點筆記

- 個案會無緣無故覺得家人遇害，或是有一些虛構的想法出現，可能是夢魘，拿證據去跟長輩解釋，應該可以安撫。
- 譫妄主要是生理所造成的，無法藉由改變環境或言語說服來解決，若沒有妥善處理，可能會有生命危險。

30 爸爸的衡鑑結果怎麼這麼差？

——睡眠的影響

女兒帶著于老爹來醫院檢查，他在與我晤談時還滿有精神的，興致勃勃地回答我的問題，但大約半個小時後，到了要做測驗時，于老爹就開始昏昏欲睡了。過去是會計師的他，應該是對數字很敏感的，卻因為想睡覺、頭腦不清楚，算術題錯誤連連，做到最後眼睛幾乎都閉起來了。

女兒在一旁看了很心急，忍不住碎念道：「阿爸就在家就是這樣，連以前最會的算術也不行了，不然就是沒什麼反應、反應很遲鈍……」

我笑了笑，便輕輕地對于老爹說：「阿伯，你欸愛睏喔？來，我們換個方式。」於是，我請于老爹起來動一動，站著做測驗。果然，答題的正確性就增加了很多。

長期生活作息不良引發問題行為

有許多個案經常有白天睡覺的習慣，家人不時看到他不是躺在床上，就是不斷點頭打瞌睡（但長輩卻不會承認自己在打瞌睡，反而只說自己是在閉目養神，所以做家屬的在一旁觀察、心知肚明就好，不要用問的）。而他們來到診間施測的時間，往往就是他們平時白天的睡覺時間，所以個案的反應就有如在半夜把一個正在睡覺的人叫起來，要他做一些他認為不是那麼重要的測驗（因為對他來說，睡覺比其他事情都來得重要）。讀者可以想像，他的反應必定不會太好，甚至有些人還會生氣地說：「我好好的，幹嘛帶來給醫生看？」或者也有些人表現得類似于老爹，剛開始還滿有精神的，但時間一久，精神無法抵擋周公的召喚，測驗表現愈來愈差。因為習慣白天睡覺的人，在白天能夠維持清醒的時間不會太長。

如果沒有考量「睡眠」這個因素，光從表面上看到個案測驗反應不佳、易怒（個性改變）、因睡眠而產生幻覺，以及人時地的混亂和缺乏病識感（不認為自己生病了），是不是很像是失智症呢？長遠來看，長輩可能養成白天睡覺的習慣，三、五年之後，不少人連吃飯都會閉著眼睛、含在口中，這時有些家屬又會認為長輩不會吞嚥，想必是失智症更嚴重了。但實際上，有這些行為的長輩可能只是睡覺的動機比吃東西的動機強烈而已。

雪上加霜的是，睡眠的問題常常會惡性循環。白天睡太多的個案往往覺得自己晚上睡得不好，所以白天要補眠，但白天睡得愈多，晚上睡得愈不好，如此無止盡地循環。很常見的情形是，個案晚上翻來覆去睡不著，一個晚上起來尿尿好幾次，讓家屬誤以為他是不是膀胱出問題，其實他如廁的初衷並非想尿尿，而是因為睡不著，乾脆起來尿尿。

睡眠很重要，重點是建立良好的作息，不要整天睡覺。調整作息才能恢復長輩真正的樣子。

這些因素也會影響衡鑑結果

補充提醒一下，我之前提過，許多個案來醫院做檢查，衡鑑結果顯示他們的反應能力遠比在家裡好，這代表，個案其實很清楚自己現在處在什麼場合

（在家裡或在醫院），有能力去決定自己想做什麼（在醫院表現給醫生看、相信醫生權威），以及不想做什麼（在家裡任性「做自己」、不理會晚輩的話）。像這種因為「動機」所表現出的行為差異，可能顯示個案平時的問題行為不是失智所造成的，因為失智症患者不容易根據不同情境，而有不一樣的表現方式（無法見人說人話，見鬼說鬼話）。

相反地，在醫院做檢查也可能測出反應表現很差（甚至比平常更差），這是為什麼呢？一個可能性是我們之前提過的，看到太多穿白袍的會緊張。（見第26章）。

總而言之，有很多外在因素都可能影響衡鑑結果，不要太快做結論喔！

重點筆記

- 讓長輩有好的生活作息，可以減少因不良作息而產生的失智症狀。
- 找出環境因素，或許可以更清楚症狀產生的原因。

當長輩說些顛三倒四的話、做些莫名其妙的行為，
或說些莫須有的事情，
照顧者要特別留意這些行為發生的情境：
長輩剛才是不是在睡覺呢？

第三篇

衡鑑測驗

每種測驗都有其限制，值得我們仔細地探討。

31 簡式智能評估的小祕密

「簡式智能評估」（Mini-Mental State Examination，簡稱ＭＭＳＥ）是我們在評估失智症患者的認知功能時，經常使用到的一項工具，但使用這個測驗，有時候會遇到一些問題，郭老媽媽就是一個例子。

半年前，郭老媽媽初次來到測驗室，對測驗的問題幾乎無法反應，女兒也說她大小便失禁，而且不認得人，感覺起來失智症已經達到重度的等級。然而半年後，重新複檢，ＭＭＳＥ的測驗分數幾乎達到滿分。女兒在一旁看得不可置信：「黃心理師，失智症的病程不是不可逆的嗎？怎麼會上次幾乎已經到重度等級，現在卻變得這麼好呢？」

要理解為什麼，得先從了解ＭＭＳＥ這個測驗開始。

ＭＭＳＥ的誕生

ＭＭＳＥ是一九七五年由 Folstein 等人發展出來的衡鑑工具，是全球目前最常使用的失智症測驗之一，它總分為三十分，題目涵蓋定向感、注意力與算術、立即記憶與短期記憶、語言（讀、寫、命名、理解與操作），以及視覺空間能力。施測方法以主試者詢問，個案回答為主。在臨床上，醫療人員診斷個案時經常使用的參考標準是《精神疾病診斷與統計手冊》（簡稱 *DSM*，過去數十年有不同的 *DSM* 版本，目前是第五版 *DSM-5*），在其中針對各種精神疾病，詳列出其臨床表現方式，若個案表現出的症狀符合描述，便可能被確診。醫師在診斷個案是否符合 *DSM-5* 裡的認知障礙症（失智症）時，會用MMSE這個工具來衡鑑個案的認知能力。

在臨床診治、藥物實驗和高齡相關的研究中，都經常出現MMSE的身影，好像少了它，很多問題就不容易解釋似的。絕大部分的老人研究論文中，也都會用「受試者的MMSE分數在若干分以上」，以表示研究對象擁有正常的認知功能；或是「MMSE在若干分以下」，代表研究對象是失智症個案。但是，這麼重要的MMSE是怎麼發展出來的呢？其實有一個小故事。

MMSE的發明人 Marshal Folstein 的妻子名叫 Susan，也是個醫師，當時擔任精神科住院醫師的她，輪訓到醫院中的老年精神科，而丈夫正好是該科的主治醫師。丈夫身為督導，自然會對她提出一些與病人認知能力有關的問題，但他時常有許多該問的問題沒問到，反覆回頭詢問妻子Susan，或要她再去問病人。妻子覺得受不了，便要求丈夫乾脆把所有想問的問題統統列出來，她好一次搞定。於是，MMSE就此誕生[1]。

但Folstein卻沒有清楚說明，自己在設計這些問題時，根據的是哪些理論[1]。

時空背景改變，MMSE還適用嗎？

還有另一個值得思考的問題是，設計MMSE測驗時所使用的診斷標準，在今日是否還適用呢？設計測驗工具時採用什麼樣的診斷標準，這非常重要，因為測驗工具是依據診斷標準而發展出來的，以便設計出足以分辨個案是正常或罹病的題目。

一九七五年時，Folstein 將失智症的診斷標準定義為：「意識清楚，而整體的智力退化」（A global deterioration of intellect in clear consciousness）[2]。這是一個相對比較粗略的定義，但就當時醫學對失智症認識的深度，會以此做為診斷標準並不足為奇，也已經是相當難能可貴。

然而，隨著醫學對於失智症的認識愈來愈豐富，*DSM* 已從當時的第三版[3]（一九七四年開始撰寫，一九八〇年正式出版）更新到目前的第五版，其中對失智的功能障礙提出了更詳細的描述與分類（例如，分為學習及記憶力、語言、執行功能、複雜的專注、感知運動功能、社交功能等）。但MMSE的題目卻沒有隨著時代進步，於是，當我們用MMSE診斷出個案「意識清楚，而整體的智力退化」時，如此的個案並不能完全符合 *DSM-5* 對失智症的診斷。這之間的落差，只能留給有心人士繼續努力了！而需要付費的ＭＭＳＥ第二版並不廣泛使用於台灣，故不在此討論。

ＭＭＳＥ測不出的事

首先，大家要知道這個重要觀念：「在臨床上所得到的測驗結果，僅能當作參考，不能當作診斷。」意思是，就算長輩ＭＭＳＥ的分數很低，也不代表他就是失智。因為，還有許多面向需要考量，以下簡單舉出兩個：

1. 動機

記憶門診中，醫療人員普遍發現，來施測的個案有相當大的比例有動機不高的問題，背後原因很多，可能是受習慣、年齡或者疾病等影響，因此，所有教授測驗相關的教科書都會提到，需要注意動機的問題。如果無法正確釐清動機的影響程度，便無法排除低估個案能力的可能性。舉例來說，如果長輩已經習慣不動腦思考，只做輕鬆、容易的事情，逃避較為複雜、需要動腦的事，便會反映在測驗結果上：測驗分數將會一年比一年差。

2.日間睡眠

彰化基督教醫院記憶門診團隊（失智症中心的前身）研究發現，有半數以上的來診個案都有白天睡覺睡太多的情形。白天睡覺太多也會讓衡鑑結果變差，原因我們上一章有詳細討論過。而且，習慣白天睡覺的長輩也可能出現「在醫院的表現比在家好」的情形，因為在醫院看到穿白袍的人時，他們會比較振作，努力想答案；但平常在家中，面對的都是晚輩或另一半，長輩就只做自己想做的（睡覺），根本不甩晚輩或是另一半，也不會積極努力地思考回答。

因為長輩在做測驗的當下，有許多因素都會影響到測驗的結果，所以我們應該保持警醒的態度去思考分數代表的意義，不能單純以「失智症病情時好時壞」來解釋。

舉例來說，如果能認清長輩能夠依據環境的不同（在醫院或在家裡）而改變反應方式，也就是具備「見人說人話，見鬼說鬼話」的能力，那麼他平時令人困擾的問題行為，可能就不是大腦疾病引起的。

人若是有生理上的疾病，疾病症狀應該是不論他身處在任何地方都會出現，所以在醫院抽血、做電腦斷層和核磁共振找得出病灶。反而是「人的心態」卻會因為環境而改變，會因為環境不同，有快樂或厭惡的情緒，想做什麼或不想做什麼的反應。

可惜在醫院環境中，時間十分緊湊，往往很難進一步花費時間與人力去做更細部的認知功能分析，來了解個案真正的程度。而照顧者在不了解測驗的侷限性時，可能盲目相信測驗結果（以為分數差，就等於失智症嚴重）；或者反過來，長輩一年三百六十五天只有看醫生那天正常（因為有動機動腦，平常都不理會晚輩）其餘三百六十四天每天都像病人，照顧者自然會認為他是生病的，而生病了當然需要以藥物處理。結果就是：一個身體沒病的人用藥物去處理「心態」上的問題，當然很可能看不到任何起色了。

郭老媽媽教我們的事

現在，我們繼續回頭來討論郭老媽媽的問題：「為什麼短短半年時間，她的結果會從重度失智症、完全無法進行施測，變成MMSE結果幾乎滿分？」有沒有可能，MMSE把我們認為重要的事情過分放大，又過分輕忽了我們以為不重要的問題呢？而這些被輕忽的問題，反而可能是診斷上更重要的線索。

或許我們可以擴大關注的焦點，除了看重測驗分數高低、測驗中的長短期記憶得分，以及個案目前所有的精神狀態和問題行為，也更進一步去思考：他們從何時開始有這些症狀，當時有沒有哪些環境上的改變，以及病程和症狀出現的時機是否吻合（如在阿茲海默症初期應該不會把老公叫成爸爸，或不應該會出現失禁的問題）。

我認為，不用測驗分數去幫長輩貼標籤，而是從「他是一個人」的角度去理解長輩，理解他有情緒、有好惡、有自己的習慣、自己的人生經歷、動機可能有高有低等等，才能找出問題行為背後的真正原因。

重點筆記

- 人是活的，有各式各樣的情緒、性格、生命經歷等，然而測驗工具是死的，只有透過靈活觀察個案測驗結果以外的世界，一併分析，才可能找出他真正的問題。
- 測驗是參考用的、參考用的、參考用的（因為很重要，所以說三遍）。

32 臨床失智量表的誤區

吳伯伯來診間的時候，是坐在輪椅上由外勞推進來的。簡單寒暄完，我照慣例開始幫吳伯伯做ＭＭＳＥ和ＣＤＲ認知測驗。

吳伯伯的測驗反應還不錯，特別是ＭＭＳＥ，分數幾乎到達正常的水準，接著開始進行ＣＤＲ測驗，我詢問陪同前來的兒子他自理的能力如何，兒子提到他不會洗澡已經多年，也因為這個原因，所以特別請了一個外籍看護來協助洗澡。

「測驗的結果不錯，但不會洗澡？得來了解一下。」我心想，所以我更仔細地詢問吳伯伯的情形：「最一開始，是什麼原因讓吳伯伯需要別人協助洗澡呢？」

兒子答道：「因為爸爸幾年前曾經跌倒過，我們擔心他再跌倒，所以就幫他洗了。」

我又進一步追問：「所以那時候，其實爸爸是可以自己洗澡的，頂多需要你們幫忙協助洗一些手搆不到的地方，對吧？」兒子點了點頭。

於是我笑笑告訴他：「其實長輩很可能是有能力自己洗澡的喔，只是因為多年來都放手由你們幫忙，所以你們才會以為他沒有能力自己做了。如果怕他跌倒，可以坐在椅子上洗，或用其他方法輔助，別讓爸爸失去練習的機會喔。」兒子露出恍然大悟的表情。

其實，吳伯伯的情況不是特例，類似的狀況還有一些原本可以自行購物的長輩，也因為跌倒，開始需要別人協助推著輪椅外出，漸漸地，選東西、付錢等都開始讓其他人完成，久而久之，家人便覺得長輩不會做這些事了。

而醫療人員在幫個案做CDR測驗時，家屬的陳述也是重要依據，因此，當家屬誤以為長輩無法做，就會影響到測驗的結果了。

什麼是CDR

CDR是Clinical Dementia Rating的縮寫，中文翻譯成「臨床失智評估量表」，是Hughes等人在一九八二年發展出來的工具，用以區分阿茲海默症的嚴重程度，針對個案的記憶力、定向感、判斷與問題解決、社區事務、居家與嗜好和個人照料這六種能力進行評估，以0（健康）、0.5（疑似或輕微障礙）、1（輕度）、2（中度）、3（重度）做為評估向度，再經過特別的演算方式計算後，得到個案的失智症嚴重程度[4]。測驗進行時，主試者會根據個案做認知測驗時的反應、家屬的陳述，以及與個案晤談的內容，來評估個案的失智症程度。

此工具問世五年之後，Heyman 等人以機構住民為對象進行研究，為了利於研究的進行，所以又增加了4（極重度）和5（末期）兩個更嚴重的級別。目前台灣經常使用的便是有七個嚴重級別的 Heyman 版本[5]。

接下來，我們就來探討一下在使用CDR時，有哪些特別需要注意的事。

生理問題可能影響認知表現

ＣＤＲ主要想確認的是個案認知功能的缺陷程度，理論上應該排除生理因素，但現實上卻不那麼容易分辨。

舉例來說，如果個案因為跌倒無法外出、社交機會減少、購物機會減少，多年之後逐漸失去社交、獨立購物的能力，這其實可能是正常的「用進廢退」現象，而不見得是認知功能有缺陷。

再舉另一個例子，照護者經常反映家中長輩看電視都看不懂，或是答非所問，這乍看之下是長輩的認知功能出問題，ＣＤＲ可能因此評得很嚴重。但若仔細探究，卻可能發現長輩是因為重聽，再加上電視的影像或聲音速度太快，所以他們才會無法理解，在日常對話時，如果照護者能調整說話的速度，長輩或許就不會有理解上的問題了，此時ＣＤＲ又不會被評得那麼嚴重了。

上面這兩個例子都是在告訴我們，想知道長輩的實際能力，其實需要排除生理的因素，單純觀察他們認知功能上的缺陷，然而，多數人比較少能夠拆解兩者的關係，以致於很容易誤認為他們沒有能力做某些事情了。

最嚴重不見得是最常發生

進行ＣＤＲ測驗時，主試者必須遵照這個原則：「如果個案在某個能力上的嚴重程度同時存在著輕與重兩種程度，應以重的為主。」以定向感為例，如果這個個案有時候會認錯或找不到路（定向感為１輕度），有時也可以正確認得路（定向感為0健康或0.5疑似或輕微障礙），那麼，應將此個案評定為1（嚴重的那個）。

可惜的是，這個原則卻沒有一併考慮到症狀出現的「頻繁程度」。家屬會在診間提出的事，往往是「最嚴重、最為顯著」的問題，但不見得是「經常出現」的問題。那個最嚴重的問題很可能一年中只出現過一次，只因為家屬印象深刻，所以特別拿出來講。如果我們以這個只發生一次的問題行為來評分，就可能低估個案的真正能力（請參考第36章）。

情境很重要

在進行CDR評估時，我們只看問題行為本身，卻沒有考量到「情境」

的因素。以定向感為例，個案會分不清楚自己在哪裡，可能是因為他沒有完全從睡夢中清醒過來而出現「意識不清的喚醒」，但單就「分不清楚自己在哪裡」這個問題行為進行認知能力評估，很容易就將個案歸入失智症。尤其是，多年下來，當個案日間睡眠的時間愈來愈長，症狀出現的機會也隨之愈來愈多時，我們就更難不說他不是失智症了。

有些個案的情況則是，他們才剛開始有白天睡覺的情形（因而導致偶爾出現一些與睡眠有關的幻覺、人時地的混淆），這樣的個案通常施測時會有不錯的表現，沒有表現出任何問題，但因為曾發生幻覺和人時地混淆的問題，主試者不太敢將個案評為正常，為了避免有其他的問題產生，最後個案可能就會被列為不在CDR級別裡的「極早期失智症」。

當然，不容否認，有些人最終真的走上了失智症一途，但會不會有不少的人在這樣「寧可錯殺一百，也不要錯放一人」的思維底下，無辜成為失智症的候選人呢？

最後提醒一點，ＣＤＲ只適合阿茲海默症，不適合其他類型的失智症。誠如開頭所提及，ＣＤＲ的計分方式特殊，有其特別的邏輯，如果使用在非阿茲海默症的個案身上，可能不容易以原來的計分方式進行分析。典型的阿茲海默症的分數分佈群會圍繞在某個分數前後，例如輕度阿茲海默症（ＣＤＲ為１）的患者，他的各項分數都會圍繞著1分打轉（可能為0.5、１、２），當患者呈現出離散的分數分布型態，如３，則可能不是阿茲海默症所造成的失智症[6,7]。

重點筆記

- CDR在評估時，需要排除生理因素的影響，不能因為個案沒在執行該項能力，就認為他已經沒有能力做。
- CDR在評估時需要留意嚴重的問題行為出現的頻率，若久久才發生一次，可能是其他原因造成的。

33 神經精神評估量表的誤區

陳杰爸爸在女兒陳玉的陪同下，第一次來到記憶門診進行衡鑑。因為在家中爸爸會看到牆上有蛇在爬、地上有攤水，又出現焦慮的情形，所以除了進行MMSE測驗，還另外加上了NPI測驗。

我先進行MMSE測驗，陳杰爸爸施測時回答的反應都很好，得到的結果只差滿分一、兩分，他們父女倆看到測驗結果，明顯露出鬆了一口氣的表情。我語帶鼓勵地說：「阿伯，不錯喔！好，我們再來做下一個測驗，很快就好了。這些問題要請你女兒來回答。」

施測NPI時，女兒說陳杰有幻覺、焦慮等問題。我才剛問完測驗最後一題，女兒陳玉立刻神色緊張地丟出一連串問題：「黃心理師，這是代表我爸有失智症了嗎？聽說中重度失智才會出現幻覺，我爸爸已經中重度了嗎？……」

認識NPI

我們先來了解一下NPI是什麼。NPI的中文是「神經精神評估量表」（Neuropsychiatric Inventory），由於失智症病患經常會出現精神及神經方面的症狀，例如錯認、幻想、妄想等，因此，醫師（或心理師）會請照顧者或病患本身做此測驗，以便了解個案發生各症狀的頻率和嚴重度，以及對照顧者影響的嚴重程度等。測驗總共包含十個項目：妄想、幻覺、激動／攻擊行為、憂鬱／情緒不佳、焦慮、怡然自得／欣快感、冷漠／毫不在意、言行失控、暴躁易怒／情緒易變、異常動作（主要指重複性動作），主試者會先評估個案有沒有那項症狀，如果有，主試者就會再記錄下該症狀發生的頻率和嚴重程度[8]。（附帶一提，當初在開發NPI時，開發人員也是以MMSE得分幫參與的受試者分類，足見MMSE的強大影響力。）

必須先確診是阿茲海默症

那麼，一個人出現測驗項目列出的症狀，就代表一定得了失智症嗎？不是的。其實，NPI最一開始的用意是去評估「阿茲海默症患者神經精神方面的症狀有多嚴重」，也就是說，個案必須已經「確診」是阿茲海默症，而且這些症狀必須出現在施測前的「一個月以內」。但臨床上，在施測過程中，家屬在回答問題時，卻經常忽略掉「必須出現在一個月內」這個重點，很多時候，家屬指認個案具有的問題其實長久都是他的個性或習慣，並不是在一個月內才出現的問題。

另外，這些症狀是否來自確診的失智症，也經常是被主試者忽略的重點。因此，臨床上很可能出現這樣的情形：個案還沒被診斷為阿茲海默症，便以NPI施測，結果，當醫師拿到報告結果，看到個案有NPI所列的精神或神經症狀時，這些原本應該是診斷為失智症後做的進一步評估，卻反而倒果為因，成了支持個案被診斷為失智症的原因之一。

陳杰爸爸教我們的事

因此，除了從醫學角度慎重地了解陳杰爸爸有沒有失智症，我們或許更應該從多方面觀察，去查清楚，為什麼他會有那些神經精神方面的症狀？而不是一股腦地認定他有失智症，然後以「失智症的狀況本來就時好時壞，所以才會MMSE測出來認知功能那麼好，但有一些NPI上列出的行為問題」來解釋陳杰爸爸的狀況。

有哪些原因可能導致NPI上面列出的行為呢？睡眠可能導致睡前幻覺和睡醒幻覺，或者個案本來的性格就比較焦躁，或有憂鬱的傾向、焦慮的性格等等，這些細項都是可以思考的面向，我們在先前的章節都有詳述。希望大家牢牢記住這點：並不一定是罹患失智症才會產生精神神經症狀。

重點筆記

- 不應該以NPI的結果來支持我們推論個案為失智症。
- NPI測驗裡問的這些症狀項目，必須出現在施測前的一個月以內，太久以前的不算喔。
- 並不一定是罹患失智症才會產生神經精神症狀，要用心找尋真正成因。

34 老人憂鬱量表

七十歲的岳媽媽教育程度不高，這輩子吃了很多苦，兒子早夭，丈夫不顧家，整天喝酒、家暴，一年前終於過世，目前只有女兒跟她同住。對於這樣的日子，岳媽媽常開口閉口就說：「這是命中注定，是我上輩子欠夫家太多，這輩子才要來還債。」女兒擔心媽媽的狀況，於是帶來醫院看診。

「岳媽媽，我們來做一下老人憂鬱量表的測驗喔，等一下我會一題題唸題目，妳就依照妳的狀況回答喔。」我說。岳媽媽沒什麼表情地點點頭。

「您是否覺得您的生活很空虛？您是否……」我對著岳媽媽一題一題念出

老人憂鬱量表上的題目，她的回答並沒有顯示出她異常憂鬱，卻在問到「您會不會經常哭泣？」時，她一時哽咽流下淚來……。

認識老人憂鬱量表

老人憂鬱量表（CT-GDS）[9]，總共三十題，以十三分為分界點，高於十三分則須懷疑有憂鬱的狀態，主試者透過詢問高齡受試者來得到他們的情緒分數[9]。又因在幫社區老人做篩檢時，有短時間內完成測驗的需求，所以另外發展出短版的憂鬱量表，名為老人憂鬱量表簡式（GDS-15）[10]，共十五題，分數大於或等於十分，則為憂鬱症。

在華人文化圈中，很多長輩對於解釋情緒或表達情緒有障礙，可能是因為過去年輕時不提倡情緒教育，有什麼感受總是自我壓抑。於是，他們半夜想東想西，無法入眠，卻沒有意識到自己是心情不好；經常說自己身體不舒服，檢查結果卻都正常，但回到家後又不舒服了；一直說誰誰誰對自己不好、虧待自己，常告訴自己不要再去想了，但又一直重複地說這件事情。

憂鬱的老人家不只免疫力差、健康容易出問題，還可能出現其他行為上的問題，例如白天長時間睡覺、晚上睡不著，導致日夜顛倒；重複說過去的事（常說自己有多命苦），讓人以為他們只記得過去，不記得現在。這些行為跟失智症的問題行為有些類似，因此他們很容易不小心就被貼上了失智症的標籤。

因此，藉由老人憂鬱量表，了解老人的心理狀態是很重要的。但是，老人憂鬱量表能夠準確地評估長輩的情緒狀態嗎？有沒有可能，長輩其實很憂鬱，卻沒有測出來呢？

長輩不易了解抽象概念

「憂鬱」是一種抽象的概念，對教育程度不高的長輩來說，抽象概念並不容易理解，偏偏在測驗題目中卻會出現諸如空虛、滿意、快樂、價值、希望等涉及抽象概念的字眼。倘若受試者連題目都沒有理解，又如何能期待他們的答案符合內心真正的狀態呢？因此，可能需要先考量受試者是否有能力理解測驗內容，再行施測。

還有一種情況是，個案做完老人憂鬱量表後，得到的結果是他沒有特別憂鬱，但這結果可能不代表他不憂鬱，而是他失智了。因為，失智症患者會先失去理解抽象概念的能力，然後再失去理解具體事物的能力，所以當我們拿老人憂鬱量表的題目來問個案時，他不見得可以理解那題目裡說到「空虛」、「滿意」、「快樂」、「價值」、「希望」等概念是什麼意思。

此外，阿茲海默症患者主要的問題之一是記憶力不好，而這個測驗卻會請個案去回憶最近一週是否出現題目所列舉的那些狀況。大家可以想想看，倘若個案記憶力不佳、容易忘東忘西，如何能期待他會正確記得這週內我們所問他的狀況題有沒有發生呢？

重點筆記

- 憂鬱對長輩的身心和行為影響很大，善用老人憂鬱量表去了解長輩的心理狀態很重要。
- 個案是否能理解測驗題目中的抽象概念，會影響施測結果的準確性。
- 當失智症患者測出的結果是不憂鬱，其實可能是他無法理解抽象概念，或者他根本不記得自己的憂鬱心情。

第四篇

照顧長輩的不疲倦心法

不論是照顧正常的高齡者或失智症病患，都有許多不為人知的辛苦之處，本篇點出照護者常有的照護盲點，分析問題的原因，並且提供處理方式以減輕照顧者的重擔。

35 出國吧！我親愛的家人

——早期和晚期都是好時機

「我爸爸能出國嗎？」看診時，一位十分孝順的兒子這麼問我。因為爸爸日前收到同學會的邀請，所以這位兒子和其他家人想帶他去日本參加，但又不確定適不適合，於是詢問我的意見。我看一看他過去的衡鑑資料後，給了他們一個大膽的建議：「可以試試看！」同時也告訴他們要注意哪些問題、可能會發生哪些事情，以及該如何預防。

幾個月後，我又在診間遇到這名長輩的兒子。他說自己陪同爸爸去了一趟日本，而爸爸在見到同學的那段時間，即使不能說很多話，滿足感卻清楚地寫在臉上。

若干年之後，我在醫院走動時，大老遠又遇到這對父子，兒子再度表示，想要再去日本一趟，這可能是最後一次帶父親出國了，不知道可不可行？爸爸此時的狀況比幾年前評估起來更加嚴重了，但因為更加嚴重，我反而覺得，帶他出去更加安全也更加容易，我便鼓勵他們再去一次。

回來幾天後，兒子特別來診間分享他們在日本時的照片。原來這次會去日本，是因為爸爸過去曾為日本製造飛機，所以受邀前往日本參加紀念活動，整個過程，他們宛如國賓一樣倍受款待。

雖然身為主角的爸爸這次並不知道到底發生了什麼事，但我從兒子的臉上，看到他因為有這樣的父親而感到與有榮焉。

聽完了這次的出國經歷，我激動得說不出話來，阿公是真的可以出國的！另一方面，也為他的家人們感到興奮，即使阿公可能已經完全無法理解發生了什麼事，晚輩也可能曾經在照顧上有過很辛苦的經歷，但他還是一個值得引以為傲的爸爸。

在這位阿公先後出國兩次的經驗後，我開始思考，過去我們總認為病人不適合在外過夜、不適合改變環境，這是完全正確的嗎？他們真的不能出遠門嗎？

輕度和重度較適合考慮外出旅遊

失智症患者隨著病程發展，會逐漸從輕度、中度發展至重度。過去觀點認為，無論患者處於哪個階段，出現失智症狀的機會都是一樣高、都會呈現出同樣的症狀。因此，我們自然會認為，失智症患者一律不適合在外過夜、不適合改變環境。

但實際上卻不是如此，長期的臨床觀察發現，失智症病患症狀的出現機率，會隨疾病的病程而呈現常態分配的線型（見下圖）。

在輕度（前端）與中重度（後端）時，他們的問題

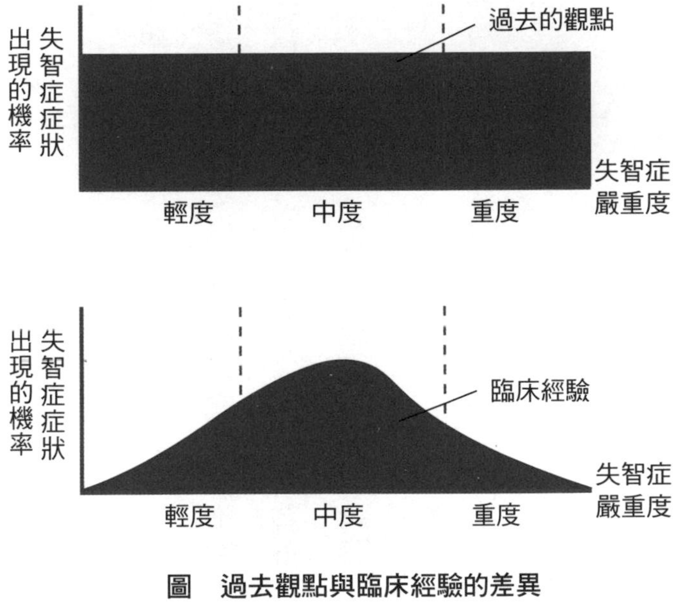

圖　過去觀點與臨床經驗的差異

行為相對較少，也是比較容易被安撫與處理的。因為可能比較少出現混亂行為、不配合的舉止，所以相對適合外出或出國遊玩。而在中間時期因為症狀較多，不太容易配合家人的要求、照顧不易，所以不建議帶他們外出。

家人有時會期待能有機會帶著生病的長輩外出，不僅讓長輩換個環境，也可能讓照顧者有機會透透氣，不至於照顧得心力耗竭。但是幾乎所有資料都建議不要改變長輩的環境，也不要在外過夜，這樣間接也把照顧者綁死在家中了。

幸好，臨床觀察告訴我們，並非所有病患都必須如此，例如前述故事中的阿公。處於重度階段的他大多時候只是安靜地坐著，不會吵，也不會鬧，晚上也睡得很安穩。幾次晤談過程中，都沒聽過兒子描述爸爸有混亂的行為，所以才讓我得以大膽地告訴他說：「可以試試看！」

可否外出的觀察要點

觀察下列幾個要點，或許可以幫助照顧者判斷，找出適合的機會帶長輩出遊：

1. 病人出現混亂的頻率，一個月幾次？一週幾次，還是每天都會混亂？

長期觀察失智症（阿茲海默症）病患的結果顯示，一般來說，失智症的混亂症狀將會愈來愈少出現。當混亂的出現頻率愈少，便愈有可能帶他外出。

2. 混亂的情形是否容易安撫？還是只能等到他累了，才能平復？

一般混亂中的失智症病患，常常無法配合家人的要求行事，他想做什麼就會堅持馬上要做，病人如果不配合，大家可能什麼事情也做不了，嚴重的話，還可能僵持在那邊幾個小時，等到他終於不再抵抗時，通常家人也都已經累了。還處於這種階段的長輩不太適合外出。

3. 如果需要在外面過夜的話，個案晚上容易入睡嗎？有沒有可能一覺到天亮？還是經常半夜起床，起來又需要家人耗費許多時間安撫？

半夜起床喊著要回家，或是自己門一開就出門，這些是家人最頭痛的時刻之一，照顧者可能剛入睡或睡得正香甜，卻被聲音吵醒，必須在睡眼惺忪之際處理長輩硬要出門的問題。疲累不堪的照顧者身體還沒休息夠，憤怒的情緒很容易就被引燃，自然不太容易像白天那樣和善地處理長輩的問題。更慘的是，家屬不停拉扯、安撫、軟硬兼施，好不容易讓病患躺上床後，自己卻全醒了，可能又要等到一、兩個小時以後才能入睡！倘若如此，照顧者白天也不會有心情去享受旅遊了。

過夜是一個比較讓家人擔心的問題，如果剛開始不敢貿然嘗試，可以先從短時間外出試試看，倘若成功，再把時間慢慢延長，甚至到過夜。

4. 帶他外出的人，是否是家中比較容易安撫病患的家屬？

長期陪在長者身邊的照顧者，總是特別懂得照顧上的眉角，知道如何用一塊病患愛吃的蛋糕、一句話還是一些動作，讓長輩情緒穩定下來，這些是在帶他外出時相當重要的，並非所有家人都知道箇中技巧，所以如果能夠有個真正了解如何安撫病患的照顧者在旁邊，的確能夠快速轉移病患不配合的反應。

5. 前往的環境對失智症患者友善嗎？能否包容他們的不恰當行為？

不同的國家、地區對失智症的認識與熟悉程度都不同，有些會以歧視的眼光對待他們，所以需要慎選外出的地點。像日本這樣的高齡國家，對於社會上的失智症病患比較熟悉，多數人遇到這些病患時，會用較為友善的態度接受他的問題行為，甚至只要事先告知，就能專門為他預備一些可能需要的設備，諸如輪椅、尿布、溼紙巾等。

除此之外，避免去吵雜、繁忙的地方，這些地方會增加病患躁動的可能，也比較無法忍受動作緩慢的病患。反而，幽靜、步調緩慢的地方可以讓病患慢慢走；聽聽蟲鳴鳥叫，也會讓病患的壓力不這麼大，有助於病人心情保持愉悅。

最後，對病人而言，單點的行程可能比不斷移動、改變地點來得好。長輩在移動的過程中，往往會有交通工具座位不舒適、上廁所不方便等問題，還有些病人會暈車，這些都可能引起煩躁、不安的情緒，減少移動勢必可以減少這些問題的發生。

重點筆記

- 若能有技巧地審慎評估失智症患者的狀態，出遊並非不可能，也將有助於減輕照顧者的照顧負荷。

36 一朝被蛇咬，十年怕草繩

——症狀是常態還是特例，處理方法不一樣

三年前，淑惠帶著母親去高雄玩。第一天晚上睡在飯店，母親半夜起來竟然找不到廁所，反而開起房門要出去，還好淑惠聽到聲音後馬上驚醒，沒讓母親跑出門，最後只是虛驚一場。

淑惠對這件事一直耿耿於懷，懷疑母親罹患失智症，但幸好母親再也沒有發生迷路的情形。剛好某次與我通電話時，聊到我臨床心理師的工作，她便把這個在心裡放了三年的疑問，以及媽媽半夜驚醒、找不到廁所還是房門的情形提出來問我。

「妳真的很關心妳母親。」我說。

「對啊！我也很擔心，怕她出去外面會找不到路回家。」淑惠說出她這三年來的擔憂。

「我覺得妳媽媽很正常啊！不需要擔心她會迷路。」我笑笑地試圖說出安慰她的話。

不出所料，她果然問了很多家屬都會問的一個問題：「失智症十大警訊上不是有說，如果找不到路，可能是失智症，我母親是不是失智？」

「失智症十大警訊之中的確有一個是找不到路，妳也很擔心妳的母親。可是，有幾點需要思考的問題。首先，妳的母親是天天住那家飯店嗎？」我問。

「哪有，你知道我家不是住在高雄，是住在台北的。」她慎重地澄清。

「這樣就對了，那妳怎麼能期望她住進去第一天就可以記得房間的廁所門、出口是哪一個，再加上她半夜醒來迷迷糊糊的，也有可能因為神智不清的情況之下而恍神弄錯。」我跟她解釋。

「喔！我大概知道了。」淑惠最初擔憂的高音稍稍降了幾度。

「還有，媽媽自從三年前在飯店開錯門之後，這三年有再發生過類似的事嗎？」我再丟一個問題給她。

「好像沒有再發生過欸！」她的口氣似乎恢復了平靜。

我反問：「妳想想看，如果這三年都沒發生過，為什麼還要擔心媽媽是失智症呢？」

我好像聽到電話那頭擔心多年的重擔放下來的聲音……。

問題發生的頻率是觀察重點

與長輩生活在一起的家人，長輩的一舉一動可能都在他們心中造成影響。特別是現在資訊流通，指認失智症狀儼然成為全民運動了，站在醫療角度看起來，實在十分難能可貴。

但這種趨勢也有隱憂，那就是：當人們對於失智症的症狀過於敏感，也可能會因而忽略了其他面向，例如症狀出現的「頻率」。看似失智的行為若是一年發生一次、兩次，家屬可能就不需要太過著急，那也許是其他非失智症因素造成的，例如因為睡眠、藥物或電解質不足出現譫妄的現象，或是換了環境而找不到路等。所以，當症狀出現時，家屬應該全面地觀察，注意是否有其他影響因素，並且留意出現的頻次是否有增加。若頻率逐漸增加，才可能比較需要思考到疾病因素。

重點筆記

- 如果是失智症所造成的問題，不會久久一次，也不是只在特別的地方才會發生，會是經常發生。

37 除了告訴醫生長輩病情「時好時壞」，還能說什麼？

——觀察老人行為的重點

阿璋是個孝順的孩子，為了照顧失智症的父親，他把班表調到大夜班，這樣就能在白天陪伴父親。他會在早上一下班就趕回家準備父親的早餐、幫他洗澡，盡可能滿足父親基本的生理需求。雖然爸爸白天很多時間都在睡覺，但時不時會有各種症狀出現，例如幻覺、日夜顛倒等，所以也得耗費不少心力和時間來安撫。一個問題解決了，又要忙著處理下一個問題。工作、自己家庭還有照顧父親，阿璋幾乎忙得心力交瘁。每次看診時，幾乎沒有多餘心力觀察父親症狀的阿璋，就只能以「時好時壞」來描述父親的狀況……。

家屬給的資訊愈多，診斷就愈不容易有誤差

對臨床工作者而言，家屬的觀察非常重要，因為我們大部分時候只能透過家屬的口述，去了解病人目前的狀況。但家屬提供的內容往往是片段的，也會是以照顧者為中心的觀點，而且照顧者特別容易注意到、也特別經常提出來的，經常都是照顧者無法自己處理的問題，也通常十分吻合大家所熟悉的失智症症狀。因為照顧者只注意到症狀，相對地忽略其他部分，所以臨床工作者可能會因為缺少其他可以衡量個案狀況的資訊而有診斷上的誤差。

六大觀察重點

其實，我們可以透過六個不同的面向（4WHF）去評估患者：

1. 觀察症狀出現的地方（Where）

症狀出現的地方是在家中？或是外出時？會不會是剛睡醒走出房門時？剛躺上床的時候？或特別是在醫院看醫生、外出聚餐等場合？

通常，我們可以拿在家中和外出時（特別是去醫院，因為以就醫為理由，長輩可能比較願意出門）做比較。長輩很可能在家中認不得人或叫錯名字，但外出卻能清楚認得誰是誰。

如果有明顯的差異，整體看來，長輩可能是正常的，在家會有問題行為，只是因為他「選擇」環境做事情。背後的原因有可能是前面提到的睡眠問題，在醫院可能會比較振作，少有睡眠的干擾，也不致於出現像前面所說「意識不清的喚醒」（認不得人、叫錯人），或是日夜顛倒的情形。

2. 觀察出現哪些症狀（What）

這是家屬比較容易注意到的部分，失智症的衛教資訊中也經常提及。請特別注意個案當時精神症狀為何？看到了不存在的東西（視幻覺）嗎？還是懷疑別人要害自己（妄想）？有認知方面的問題嗎？是否有能力算數？會認家人嗎？叫得出物品的名稱嗎？是否知道現在何年何月何日？這些都是值得觀察、了解的地方。

3. 觀察在哪些時間會出現症狀（When）

是在白天？還是半夜或睡醒時？還是沒睡覺時也會出現？有許多症狀可能會伴隨著睡覺出現，所以可以注意個案是否有此傾向。

4. 觀察家中誰照顧的時候會遇到這些症狀（Who）

有可能在某個人照顧的時候不會遇到問題，而其他人照顧時卻會遇到問題！同一個問題，個案可能會對不同人做出不同的反應，例如，當媳婦問的時候，個案可能會說不知道；但孫子問時，個案就很積極去想答案。也有可能是，跟家人在一起時會有狀況，但在面對醫師時就一切正常。這些都是經過「選擇」下的產物。

5. 觀察症狀如何發生（How）

觀察整件事情的來龍去脈。例如個案迷路回家之後，家人應詢問清楚他當時的狀況、後續的情形，以及最後如何回到家。

6. 觀察症狀出現的頻率（Frequency）

觀察症狀出現的頻率，將有助於照顧者和醫療人員判斷目前個案的嚴重程度。我過去曾經問一位重度失智症病患的兒子，病人在這一年能夠認得他幾次？家屬表示只有一次正確叫出兒子，其他時候都是把兒子叫成「弟弟」或其他認識的人名，這就可以顯示出個案病得相當嚴重。

觀察頻率時的重點

此外，照顧者在計算頻率時，有幾個方面需要特別注意：

首先，把焦點放在較少發生的症狀。如果正確反應的次數少（例如：認得家人的次數比較少），就記錄正確反應；反之，錯誤反應的次數少（例如：

認錯家人的次數少），就記錄錯誤反應。

其次，需要設定某個特定的區間，例如在一個月裡或一週裡發生若干次。最後，可以試著比較頻率。這部分特別有助於評估病患的進展，譬如在一〇六年的五到六月間，病人出現了三次不認得人；而在一〇八年同期，一週就出現五次不認得人的情形，如此便可以觀察到個案的衰退情形。

衡量頻率時也需要注意，不必每個月或每週去看，因為如果是阿茲海默症所造成的症狀，不會在短時間內會有太大的改變。

透過觀察這些要點，「時好時壞」可以不再是抽象的形容詞，而是可以有很具體的分析和描述，如此一來，照顧者和臨床人員更容易理解患者目前的病程，也較容易想出對應的方法。

重點筆記

- 醫療人員往往是透過家屬提供的資訊，來了解個案的狀況，家屬的觀察愈仔細，診斷就能愈準確。
- 掌握4WHF原則，具體描述長輩行為。
- 觀察發生頻率時，把焦點放在「較少發生」的症狀，明確記錄「幾週或一個月內」發生幾次。

看診時，家屬提供的資訊很重要，
資訊愈多，診斷就愈不容易有誤差。
明確說出長輩有哪些症狀（What）、誰照顧時會發生（Who）、
症狀出現的地點（Where）、時間（When）、
發生細節（How）和頻率（Frequency），
和醫療人員溝通起來會更順暢有效。

38 觀察做事的品質
——了解疾病的嚴重程度

上一則，我們提到常態分布曲線和4WHF，兩者都是以量化的方式觀察一個個案短期和長期的症狀表現，具體去了解個案「時好時壞」的問題。接下來，我們來談談如何進行品質上的分析，以便了解個案認知功能的變化。

在醫院晤談中，我常需要詢問長輩生活自理的情形。有一次，小嵐這麼回答我：「媽媽洗澡時都不讓我進去幫忙，我也不知道她洗澡的狀況如何。但是，我知道她都沒換衣服就又出來了。」

「妳有在她洗完後進去浴室看看過嗎？」我進一步詢問。

「有啊。」

「妳看到什麼呢？」我問。

「地上濕濕的。」小嵐回答道。

「妳做得很好囉，其實妳已經觀察到她在浴室做什麼了。」我用鼓勵的語氣對小嵐說道。

「沒有啊？我還是沒有看到她在做什麼啊？」小嵐一臉疑惑……

事後還原推論法的妙用

觀察長輩時，除了留意他們因為精神或神經問題而產生的「症狀」，留意「一般行為」也是十分重要的，因為一般行為是他們認知能力的指標，能透露個案的失智症進展到什麼程度。但有時候，家屬無法直接看到個案如何處理事情，自然就無法將當下情況具體描述給醫護人員聽。

遇到這樣的情形，家人就可以用「事後還原推論」的方法，去理解長輩當時可能做了什麼？以何種方法做事？若我們可以知道長輩如何處理一件事，就等於了解他做事情的品質，了解了他做事情的品質，便可以知道目前他疾病的嚴重程度。

以洗澡為例，家屬在長輩洗完澡之後，如何還原他在洗澡時做了什麼事呢？

地上的水漬範圍大小便是一個指標：一般正常的洗澡，不管是用水龍頭、蓮蓬頭、還是用淋的，水濺在地上的範圍是相當大的。用其他家屬洗澡的範圍模擬一下，便可以約略推論。如果個案只有洗洗手腳，水濺在地上的範圍就會小很多；倘若只是擦澡，濺出來的水就更少了。

如果是如廁呢？要如何還原他在如廁時發生了什麼事呢？其實，在上廁所之前就可以發現很多訊息了。

走路緩慢的長輩可能因為腳步不夠快，還沒來得及走進廁所，就大出來了，因此家人會觀察到糞便沿著前往廁所的方向滴流；然而，如果滴流的方向沒有規則可言，可能往客廳或往廚房，那麼可能透露的訊息是：他無法辨識地點，所以找不到廁所。由此來判斷長輩的定向感。

如廁的過程也是另外一個可供參考的指標，如果穿著褲子就直接解便下去，甚至是坐在客廳就解下去，便意謂著失智症很嚴重了。若還能脫褲子上廁所、使用衛生紙，但家人在為長輩洗貼身衣物時，發現他沒擦乾淨，那麼或許思考看看，是不是因為手搆不著或視力不良，才造成清潔問題。

罹患中重度失智症的的長輩，不管是如廁或洗澡都很可能需要別人協助，卻又自認為有能力可以自己完成，不容許家人插手。此時，家屬不見得要強逼病患，只要花些心思觀察，你也可以從結果找出答案的。

重點筆記

- 沒有或無法看到事情發生經過，還是能夠靠事後推論去想像過程。
- 長輩的做事品質有無衰退，是失智症有無惡化的指標，值得用心觀察。

39 照顧同心圓

——共體時艱，盡己之力

梅潔是家中的老三，因為只有她與母親同住在中部，好像理所當然地成了照顧的主力。即使如此，其他的家人並沒有置梅潔於不顧，遠在國外的老大，是公司的管理階層，不容易離職照顧，便與弟弟和妹妹商量多付一些照顧費用和生活費給獨自在家照顧的小妹梅潔。老二梅西，家住台北，工作也在北部，也支付了一部分的照顧費用。

每當母親有醫療需要時，三兄妹便在通訊軟體上討論，等到大家獲得共識後，再由梅西出馬來勸母親接受治療，因為他說的話母親比較聽得下去。有時母親使性子不去醫院時，梅西還會專程請假回來中部帶她就醫。

後來母親病情更嚴重了，大哥和梅西兩兄弟也共同支付費用，請外籍看護工來當梅潔的幫手！這樣的合作照顧模式，讓他們一家人，在母親最後這幾年的日子裡，心還是凝聚在一起。

分工合作是最佳解方

照顧工作必須仰賴團隊合作，可能依照與被照顧者距離的遠近、金錢的供應、關係的親疏，形成一組由圓心向外擴展的同心圓照顧模式。由中央到外圍，每位家人都有自己扮演的角色。在過程中，沒有誰的付出是「應該的」，不是未婚的或住得近的，就應該如何如何，女兒或媳婦也沒有應該如何如何，更不是誰出的錢多，就該聽誰的，而是彼此互相搭配，每個家人提供自己能夠提供的一部分能力，為需要的家人盡一己之力。例如，有些人善於溝通，就可以在說服病患上多做一些事，減少主要照顧者在照顧時的阻力；有些人經濟上較為寬裕，就可以多付一些費用；或者，在主要照顧者需要休息時，有人可以來代班，讓他可以有時間喘息。

重點筆記

- 照顧是一個團隊工作，每個人善用自己的所長，可以互通有無，彼此互補走這長遠的路。

照顧工作必須仰賴團隊合作，
可能依照與被照顧者距離的遠近、關係的親疏，和自身的財務狀況，
形成一組由圓心向外擴展的同心圓照顧模式。由中央到外圍，
每位家人都有自己可以扮演的角色。
在過程中，沒有誰的付出是應該的。

40 害人不淺的「一定要如何如何」

——保持彈性讓照顧更輕鬆

在母親還沒生病前，文青固定每天一大早出門跑步，每週還會上好幾次健身房，數年來如一日，是個陽光男子。

多年後母親罹患了失智症，雖然還在輕度，但已經開始影響到文青的作息，不過，為了身體健康，他還是堅持依照過去的作息，離不開晨跑和健身房。然而，母親不見得可以依照文青的作息走，因此他經常在心裡為自己設下許多目標和計畫：例如，媽媽一定要在幾點鐘以前起床，半個小時內梳洗完成，半個小時以後我就要去晨跑了；又或者，今天必須早一點吃完晚餐，這樣我才能去健身房。這些按照他作息所設下的「一定」和「必須」，時常與母親的各種突發狀況衝突，讓文青的日子過得很累。

適時放下堅持

在照顧病患時，照顧者會期待按照自己的生活模式，或是自己認為對病患好的模式來處理照顧問題，這是無可厚非的。但因為這樣，照顧者腦子裡經常是「一定要」、「必須」、「非得……不可」或「絕對要」的想法，反而會衍生出更多彼此對抗的情況，導致關係變差。

老實說，要改變一個人的習慣非常不容易，對正常人來說不容易，對病人來說更是。硬要去改變一個改變不了的病人，最後辛苦的還是自己。所以，當你希望病患按照你的意思做某件事，卻一直無法如願時，可以試著想想以下提的幾個角度，又或者在對長輩說話前，先想想以下幾點：

想想看，如果沒有辦法達到「一定要……」，最慘的局面會是如何？會比現在強迫他做更麻煩？問題會大到讓人受不了的地步嗎？

想想看，自己能不能在如此艱辛的照顧歷程中喘口氣，調整心態，讓自己好過一點，也讓被照顧者好過一點？

事實上，不只是身為單一照顧者的人，需要有彈性地調整照顧方式；有時候，你明明有其他家人，但家人之間無法用同心圓式的照顧模式彼此配合時，主要照顧者的心態也需要適度調整，不要堅持想改變其他人的想法。打破僵化的思維，減少給自己的壓力，那麼雖然目前的局面不好過，但心境仍然可以好過一點。想法改變了，許多壓力和負面情緒都會隨之減少。

重點筆記

- 照顧者堅持用自己認為對病患好的模式來處理照顧問題，有時反而會衍生出更多彼此對抗的情況，導致關係變差。
- 不要堅持想改變其他人的想法，別為自己設下各種限制，想法改變了，壓力減輕了，負面情緒也會消失。

41 長輩不舒服，可是長輩不會說

——照顧者的觀察是長壽關鍵

佩珊媽媽已經在極重度失智症的階段多年，過去無論三高或慢性疾病都沒有出現在媽媽的身上。所以過去這十幾年來，佩珊只有因為需要處理失智症的問題而來看神經科，其餘時候幾乎都與醫院絕緣。

突然有一天，佩珊帶著躺床的媽媽來掛急診，我在前往X光室的走道上，看到她們母女倆，因為只有佩珊一個人陪媽媽，當時沒有個案的我，就跟她聊了一下。

「媽媽發燒燒了兩、三天，以前吃個退燒藥就會退，這幾天卻沒辦法壓下來，人也變得更亂，沒辦法了，我也已經三天沒睡好了，只好帶她來掛急診。」佩珊來到急診室，緊張的心情也稍微緩和了些。

「醫師有說什麼問題嗎？」我問。

「他懷疑是肺炎，但還要等檢查報告出來。也不知道為什麼會弄成這樣？」

「辛苦妳了，這幾天過得真不容易。」我說，並且特別提醒她可能遇到的問題：「媽媽處在失智症末期階段，如果沒有其他特別的原因，大部分人都是因為感染的問題走的，特別是肺炎、尿道感染和褥瘡……。」也為佩珊媽媽禱告早日康復。

留意相關表徵，及早送醫

重度失智症病患在感冒時，不會自己咳嗽讓肺部的痰咳出來，因此容易感染肺炎；尿尿時，尿不乾淨，可能尿道感染；而長期臥床則可能會有褥瘡，這些都可能導致重度失智症病患死亡。這些問題會不會發生，取決於照顧的品質好壞，若能有效減少，病患便可能活得很久。

除了儘量避免這些問題發生，照顧者也能透過留意相關表徵，在病患一有狀況時及早送醫治療，並明確與醫護人員溝通，找出問題。

- 泌尿道感染的可能症狀有發燒、畏冷、頻尿、噁心、嘔吐、尿中帶血等。
- 肺炎症狀則有意識變差或嗜睡、咳嗽、發燒、疲倦、食慾下降、呼吸困難、全身痠痛等。

- 褥瘡的可能症狀有疼痛、紅腫、起水泡、發炎、潰瘍、化膿、發燒等。

重點筆記

- 重度失智症病患無法清楚表達自己的狀況，需要主要照顧者多費心細心觀察。

42 帶長輩去日間照護中心

——循序漸進是王道

現在，許多家屬都希望長輩白天可以去日間照顧中心或據點，一方面可以讓他們白天有事情做，另一方面，也提供他們一個安全的環境。很多人都知道去日間照顧對長輩有很多優點，但如何讓他們願意前往呢？這個問題困擾著許多人。

清仔就一直在找住家附近哪裡有日間照顧中心，因為母親稍微有一些干擾行為，所以找得不是很順利，好不容易找到一家願意收自己母親的機構，清仔擔心她不願意去，就在來檢查時順便問我該怎麼處理？

「你會怎麼帶她去呢？」我問。

「我會跟她說，今天要帶妳去看一家日間照顧中心，如果妳感覺不錯，白天就在那邊跟著別人做活動。」清仔回答說。

「這樣不行啦！」我說：「她會覺得好像把她丟到養老院一樣，就不要她了！」

「怎麼會，我們是為了她好，讓她白天有事情做，也不會常常睡覺。」

「你說得對，真的是為了她好，但做的方法可能需要調整一下。」我補充道。

從照顧好長輩的心情開始

許多老年人對於機構、安養院、日間照顧中心、據點等，普遍抱持著一些負面的觀點和想法，像是那裡是被家人遺棄會去的地方、暗暗的、照顧的人會虐待老人，甚至是等死的地方。這些資訊一般來自隔壁鄰居口耳相傳，或是別人的經歷。

一旦長輩有這樣先入為主的想法，要讓他去參加日間照顧就會很困難。因此，這件事必須慢慢來，尤其必須照顧到長輩的心情。

首先，應該找對人帶長輩外出前往。這個人是他特別疼愛的，大部分是孫子、孫女等，也只有他們的話，長輩才比較願意聽從。在帶去看日照前，需要先跟日照中心的管理人員接洽好何時會帶長輩前往，他們才好安排人力協助、介紹機構內部，倘若可行也讓長輩參與當天的活動，先減輕長輩對於日照機構的排斥感。

當長輩的堅持不再那麼牢不可破之後，便可以進行下一步——常常帶長輩去日照中心，同樣是需要那一位「他疼愛的孫子女」帶著去參加。到了之後，也先別馬上離開，需要陪上一段時間，如果行有餘力且日間照顧機構也允許，可以整天都陪著，等到幾天之後，長輩真的覺得日照中心比在家還好玩之後，才能讓他獨自前往。

這就有如小孩子去上幼稚園一樣，當他覺得幼稚園提供的玩具、食物和遊戲比家裡面還好玩，自然而然就會喜歡去幼稚園了。帶長輩去參與日間照顧，不是開口叫他去，他就會主動去，需要用心去體察長輩的想法，同理長輩的心態，才能順利。

重點筆記

- 長輩對日照中心可能普遍有先入為主的負面想法，切勿操之過急。
- 找長輩疼愛的人陪他前往，讓長輩對日照中心留下良好印象，自然可能慢慢改變意願。

43 跟老人家講話一定要用吼的？

——請你慢、慢、講

阿昌帶著爸爸來到測驗室，我還沒開口，阿昌就特別提醒我：父親重聽，需要大聲跟他說話。

點頭示意後，我沒有按照阿昌的提醒大聲說話，反而是調慢了說話的速度，而且順利地完成了所有的檢查。

「你有沒有覺得，我好像不用特別大聲也可以跟你父親溝通？」我反問阿昌說。

阿昌驚訝地說：「有啊！在家裡，我已經喊得很大聲，他經常還是聽不到或是只聽到片段，所以我就乾脆就少跟他說事情了。」

溝通不良，重聽不是唯一問題

因為年齡增長，老年人處理訊息的速度會變慢，造成與家人之間溝通不順利。許多家屬發現，說大聲一點，老人家就聽得懂，因此誤認為問題出在聽力退化，其實不見得。他們聽得懂，更可能是因為我們大聲說話時，說的內容比用一般音量說話時短，會濃縮成重點，因此比較好理解。

在臨床上，我還發現睡眠是另一個影響因素，有時候我會遇到家屬表示長輩聽力不好，但我在施測時用一般音量去測試，長輩還是可以很正確反應。原因在於，平常在家時，他經常白天睡覺，睡得昏昏沉沉，所以家人勢必要很大聲跟他溝通，才能得到他的注意力，久而久之便以為他聽力不好。但在進行評估的時候，我除了每個字放慢以外，沒有放大音量，也沒有特別選擇淺白的用字，他就理解了，因為這時的他是清醒的，不需要用特別的方式與他說話。

此外，也有許多家屬認為，開電視給長輩看可以幫助他們維持清醒，又有些長輩因為白天沒事做，把看電視當做唯一的消遣。家人有時會跟長輩聊電視的內容，卻發現，長輩好像年齡愈大，愈來愈看不懂電視在播什麼，也好像聽不懂我們所說的話，答非所問，或是有些答對，有些答錯。這到底是怎麼回事呢？

其實這也是訊息處理速度的問題。電視播放的節目，無論是視覺上或聽覺上，都比較適合年紀相對較輕的人，對於超高齡的長輩，這麼快的呈現速度，聽在他們耳裡只能算噪音，看在眼裡也只是快速移動的模糊影像，不一定看得懂或聽得懂電視內容。如此一來，電視機雖然開著，但長輩可能沒有動機認真看電視，於是，家人就覺得他不喜歡看電視，也看不懂。

重點筆記

- 有時候，長輩聽不懂、看不懂不是因為失智症或重聽，而是訊息處理速度太慢了。

44 別人辦喪事，她卻笑嘻嘻

——失智症的情緒表現跟你想的不一樣

「阿姨怎麼變成這樣子？」在父親的喪禮現場，小芬不解地拉住一旁的妹妹小雅，問道：「我們家都難過得要死，她怎麼還有心情在那邊笑。」

後來在告別式中，阿姨站起來，走到家屬答禮區，笑著跟家屬致意。告別式還沒結束，就被她的女兒帶離會場了。

「妳不知道嗎？她得了失智症！」當護理師的妹妹小雅回答。

「哪有可能？幾個月以前看到阿姨，她還會對著我笑。」喪禮結束後，小芬找到機會進一步問小雅。

說。

「笑？所以？」

「因為她對我笑，所以我以為她很正常，不像失智症的樣子呀！」小芬說。

情緒表達不合常理

阿姨在喪禮中笑咪咪，這是一種異常的表現，不僅代表了行為異常，還有情緒表達的問題。換句話說，「笑」這個表情，對於失智症病患的意義，可能跟一般正常人所定義的意義不同。失智症的阿姨在喪禮場合笑，不代表她很開心；幾個月前對著小芬笑，那個笑容所代表的意思，也可能不是小芬所想的那樣在跟她打招呼，或是認得她。

由於失智症病患的大腦已經無法管理身體的每一個行為，也無法判斷什麼情境該做什麼事，所以他的情緒反應和行為可能會不符合社會期待，或許在該哭的時候笑，該笑的時候哭，該坐下來的時候站著，該走的時候卻又停下來。特別是中重度的病人，大多數的行為都是出人意表，與期待不符。他可能在公共場合做出不恰當的事情，或無法表達自己的需求。以上廁所為例，因為無法判斷場合，又無法控制自己的身體反應，所以就會出現隨地脫褲子尿尿的失控舉動。

重點筆記

- 看到失智症病患的問題行為時，千萬不要只看表面，就用我們過去習慣的方法去揣測他們的想法。

45 當被照顧者離開後

——照顧者的空巢症候群

「空巢症候群」經常是在形容，十幾年來照顧兒女的為人父母者，在兒女長大為了自己的學業、工作或家庭紛紛離家遠去後，獨留在家所面臨的失落感。

這樣的問題也可能發生在扛著照顧重擔的主要照護者身上，一旦被照顧者過世，他也可能會面臨「照顧者的空巢症候群」。而照顧者所經歷的空巢症候群可能更甚於兒女離家的父母親，因為孩子們有可能回來探望，但過世的長輩不可能再見。

沈菁便是一個例子，在這二十年的照顧歲月中，她的生活完全以母親為中心。母親還可以外出時，沈菁都會盡量找機會帶她出門，只要可以到得了的地方，沈菁都帶母親去過。

後來母親被醫生宣告有輕度失智症，沈菁更是帶她訪遍各大名醫，甚至為了搶大醫院醫師的現場掛號名額，前一天晚上就去醫院等到第二天早上八點。網路發達後，又經常在網路上提問哪裡有推薦的中醫，努力想依靠針灸延緩母親的病情。六十歲的沈菁，人生中有三分之一的時間就在只有母親、沒有自己的情況下度過。失智症母親離世前的最後幾年，我們很擔心沈菁在母親離世後會有調適上的問題，便開始提醒她可能會遭遇到的狀況，也給她很多建議。

我再次遇到沈菁，已經是母親過世好幾年之後，她坐在精神科的候診椅上等著看診。她說自己在母親離開之後，這幾年經常整天以淚洗面，茶不思飯不想，晚上也睡不著覺，不知道為什麼活著！

長輩離開後的其他問題

身為長期照顧者，病患在世時，照顧者往往將自己存在的價值與生命意義建構在病患身上，所以病患過世之後，照顧者很可能有被獨自遺留下來的空虛感。此時的照顧者常常年齡已達中高齡，再加上長時間脫離社會，對自己的未來充滿不確定感，因此憂鬱的情緒瀰漫在生活之中揮之不去。除了憂鬱情緒，諸多生理上的不適，頭疼、食慾不振，失眠等症狀也接踵而來。這些問題在家屬身上很常見。

在這階段非常需要重拾生命的意義，而且是要勉強自己去做。在憂鬱氛圍的持續籠罩下，只有絕地反攻，才能突破重圍，讓自己變好。

可以做些什麼呢？我們經常看到自己缺乏的、失落的，卻鮮少看到自己擁有些什麼，這些照顧者，其實擁有這十幾年的照顧經驗，是很好的帶領者，可以協助跟自己一樣的照顧者，傳授處理病人問題的經驗談。在付出自己能力、幫助其他有需要的人的過程中，重新看到自己的價值。這樣做有助於照顧者重拾生命的意義。

重點筆記

- 照顧是一時，生活是一世的，唯有好好照顧自己，才能讓自己未來過得更有色彩。

致謝

感謝耶穌！自從祂進入到我的生命中，這本書才開始醞釀而成，讓我看到與書上不一樣的觀點，也給我更多的智慧讓我完成這本書。一切的榮耀都歸於祂！

這近二十年曾經一起度過的兩萬多位家屬與個案，只因有你們親身的照顧經驗和個案們疾病搏鬥的痛苦，才能累積出那麼多的無形資產，感謝你們。

感謝王文甫醫師過去十六年在彰化基督教醫院失智症共照中心，願意放手讓我研究、分析，並且在醫院的體制內支持我發展想要做的事情。

附錄　來去找心理師！

「母親罹患失智症好多年了，現在突然半夜會起來亂跑，怎麼攔都攔不住！」

「我已經受不了了，每次請新的外看來家中協助他，他就把別人趕走，已經第四個了！」

「每次都把髒的衣服和乾淨的衣服藏在一起，害我得把所有衣服重洗一遍！」

在「失智症照護互助交流」臉書社團裡的照顧者，每一個都有不為人知的辛苦之處，無人能協助，無人能解決他們的問題，只好紛紛到社團裡貼文，請求臉友們協助。

其實長照2.0的居家專業服務為了減輕照護者的壓力，也可以請心理師到家中，協助處理病患的困擾行為問題喔！請依循一般長照流程撥打1966，待長照專員居家訪視，判斷符合標準後，就可請長照專員協助派請心理師到家裡做居家服務囉！

如果長輩有這些行為

妄想

想法不符合事實，懷疑別人偷他東西、認為自己的兒孫是外人

幻覺

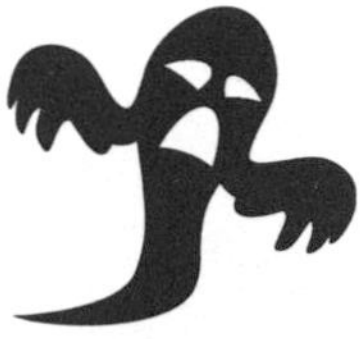

看到或聽到不存在的東西，例如地上有洞，牆上有蟲、蛇、鬼

言語攻擊

大叫或大聲咒罵別人

思想負面

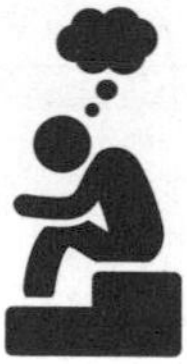

憂鬱，沒精神，對任何事都提不起勁

肢體攻擊

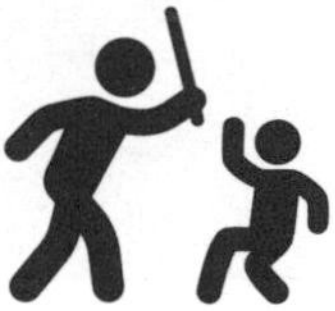

伸手打，用腳踹人或物品

作息紊亂

白天嗜睡，夜晚難入睡，或是容易半夜醒來

行為異常

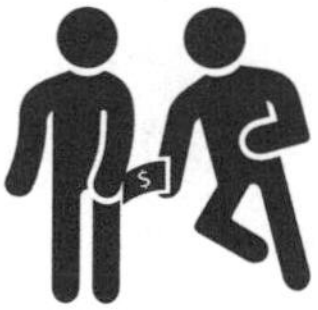

偷東西、囤積、暴飲暴食

不配合他人的照護

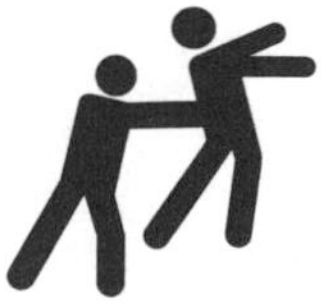

講不聽、不讓別人幫忙

重複

重複問同樣問題、重複做同一件事

如果照護者有這些困擾

睡眠中斷

需要安撫半夜不睡的長輩，或協助他上廁所

體力不勝負荷

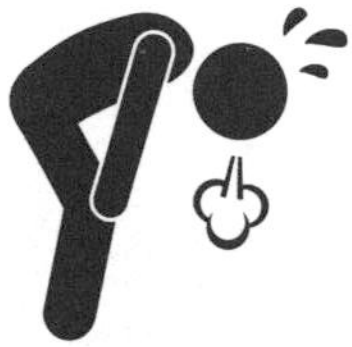

需要協助長輩移動，需要盯著他們無法休息

無暇照顧其他家人

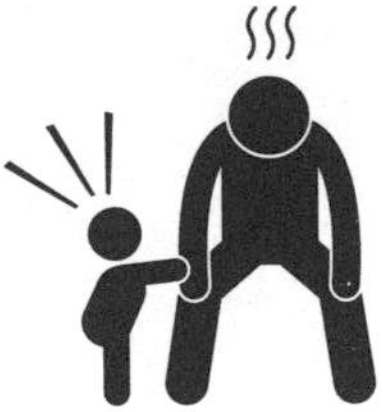

蠟燭多頭燒，還得照顧孩子和配偶

快被壓力壓垮

怕自己照顧不好，溝通不良心理壓力大

參考資料

序

1. https://www.mohw.gov.tw/dl-46486-ca7dbc0f-0715-4876-ba6b-339f7f177dfe.html

第二篇

1. 王文甫、 王介暉、巫錫霖 、王釧如與黃耀庭(民102) 。以照顧者觀點調查記憶門診中病患日間睡眠的性別差異。臺灣老年醫學暨老年學雜誌，8，68-74。
2. Markov D, Jaffe F, Doghramji K.(2006). Update on parasomnias: a review for psychiatric practice. Psychiatry, 3(7), 69-76.
3. Ohayon M.M., Guilleminault C., Priest R.G.(1999). Night terrors, sleepwalking, and confusional arousals in the general population: their frequency and relationship to other sleep and mental disorders. J Clin Psychiatry, 60(4), 268-76.
4. 王文甫，王釧如與黃耀庭(民105)。當類睡症出現在記憶門診之中。彰化醫學雜誌，14，44－47。

第三篇

1. https://www.geripal.org/2011/12/mmse-and-copyrights-part-ii-is-mmse.html
2. Folstein M.F., FolsteinS.E.,McHugh P.R. (1975). “Mini-mental state”. A practical method for grading the cognitive state of patients for the clinician. J Psychiatr Res, 12, 189-98.
3. https://www.psychiatry.org/psychiatrists/practice/dsm/history-of-the-dsm
4. Hughes CP, Berg L., Danziger WL., Coben LA., Martin RL.,(1982). A new clinical scale for the stage of dementia. Br J Psychiatry, 140, 566-72.
5. Heyman A., Wilkinson WE., Hurwitz BJ., et al.,(1987). Early-onset Alzheimer’s disease: clinical predictors of institutionalization and death. Neurology, 37, 980-4.
6. 王文甫、王釧如、黃耀庭(民99)。心理衡鑑之外——談阿茲海默氏病患者的評估。Acta Neurologica Taiwanica，19，70-75。
7. 王文甫、巫錫霖、王釧如、潘宏慧、黃耀庭（民101）。失智症認知衡鑑工具在台灣——發展、應用及限制。臨床醫學，69，203-208。
8. Cummings J L., Mega M., Gray K., Rosenberg-Thompson S., Carusi D. A., Gornbein J., (1994). The Neuropsychiatric Inventory Comprehensive assessment of psychopathology in dementia. Neurology, 44, 2308-14.
9. 廖以誠、葉宗烈、柯慧貞、駱重鳴、盧豐華（民84）。老年憂鬱量表——中譯版之信、效度初步研究（Geriatric Depression Scale—Validity and Reliability of the Chinese-translated Version: A Preliminary Study）。彰基醫學雜誌1:1，12，11-17。
10. Liu CY, Wang SJ, Teng EL, Fuh JL, Lin CC, Lin KN, Chen HM, Wang PN, Yang YY, Larson EB, Chou P, Liu HC. Depressive disorders among older residents in a Chinese rural community. Psychological Medicine 27:943-949, 1997

國家圖書館出版品預行編目 (CIP) 資料

爸媽真的失智了嗎？: 臨床心理師從上萬名個案身上看見的 45 個診間故事 / 黃耀庭著 . -- 初版 . -- 臺北市 : 如果出版 : 大雁出版基地發行 , 2020.07
面； 公分

ISBN 978-957-8567-61-0(平裝)

1. 老年失智症 2. 個案研究

415.9341 109009375

爸媽真的失智了嗎？
——臨床心理師從上萬名個案身上看見的 45 個診間故事

作　　者——黃耀庭
封面設計——萬勝安
責任編輯——鄭襄憶
行銷業務——王綬晨、邱紹溢
行銷企劃——曾志傑
副總編輯——張海靜
總 編 輯——王思迅
發 行 人——蘇拾平
出　　版——如果出版
發　　行——大雁出版基地
地　　址——台北市松山區復興北路 333 號 11 樓之 4
電　　話——02-2718-2001
傳　　真——02-2718-1258
讀者傳真服務——02-2718-1258
讀者服務信箱 E-mail——andbooks@andbooks.com.tw
劃撥帳號——19983379
戶　　名——大雁文化事業股份有限公司
出版日期——2020 年 7 月 初版
定　　價——380 元
I S B N——978-957-8567-61-0

如果